写给患者的

健康指导书系

口腔疾病

患者必读

主编◎李　刚

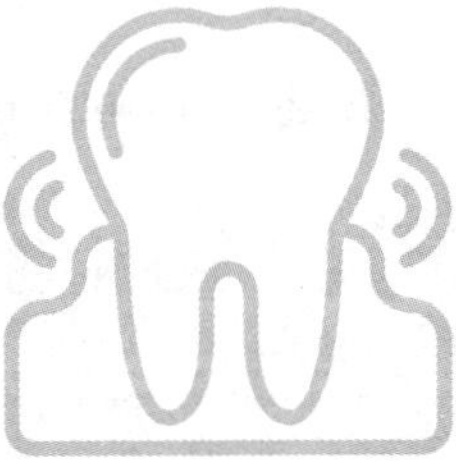

中国健康传媒集团
中国医药科技出版社

内 容 提 要

本书着重介绍口腔医学知识，是引导口腔疾病患者及时就诊、安全医疗的科普读物。其内容包括了解口腔医学、做好诊前准备、认知误区、常见病因、常见症状、常见治疗方法、治疗后注意事项、做好口腔保健 8 个部分。全书内容丰富，文字简明通俗、易读易懂，不但详细地讲解各种常见口腔疾病的防治方法，并且深入浅出地阐述防治机制，让读者在明白道理的基础上，更易于理解和灵活运用，可供临床医生、患者及家属阅读参考。

图书在版编目（CIP）数据

口腔疾病患者必读 / 李刚主编 . — 北京：中国医药科技出版社，2024.8

（写给患者的健康指导书系）

ISBN 978-7-5214-4294-6

Ⅰ . ①口… Ⅱ . ①李… Ⅲ . ①口腔疾病—防治—普及读物 Ⅳ . ① R78-49

中国国家版本馆 CIP 数据核字（2023）第 226836 号

美术编辑 陈君杞

版式设计 也 在

出版 **中国健康传媒集团** | 中国医药科技出版社

地址 北京市海淀区文慧园北路甲 22 号

邮编 100082

电话 发行：010-62227427 邮购：010-62236938

网址 www.cmstp.com

规格 880 × 1230 mm $^{1}/_{32}$

印张 5 $^{3}/_{4}$

字数 114 千字

版次 2024 年 8 月第 1 版

印次 2024 年 8 月第 1 次印刷

印刷 北京盛通印刷股份有限公司

经销 全国各地新华书店

书号 ISBN 978-7-5214-4294-6

定价 32.00 元

获取新书信息、投稿、为图书纠错，请扫码联系我们。

编委会

主　编　李　刚

副主编　邓邦莲　易子安　陈雪峰　郝媛媛

编　委　（按姓氏笔画排序）

王　秀　王　艳　王　蕾　王明煜

王海燕　田　欢　朱长安　刘　鸽

刘向东　许　航　孙　媛　孙晶晶

李晏丽　李嘉宁　李珮珊　吝雅楠

张　盟　张羽涛　陈卓玥　陈家海

尚琼洁　周丹梅　孟　蕾　赵桂文

姜文佳　姜苗苗　秦　文　袁玉萍

聂　英　贾水娜　徐臣年　唐明玥

黄　睿　常　辉　崔欢欢　章　哲

彭　超　韩　欠　韩佳晓　傅小琼

储　庆　曾　航　潘　妮　薛桂锰

顾　问　马振国　朱　勇　孙东方　陈敏珊

前言

在临床上，每天都有就诊患者提出各种各样的问题，希望得到口腔医师圆满的回答，这些问题许多是相似的。作为口腔医师，不仅担负着治疗口腔疾病的临床任务，还担负着口腔医学知识的科普传播任务。

编者既往开展过一次全国家庭口腔健康询问探索性调查研究，结果显示，我国有不少人口需要及早进行口腔医疗，其中部分人口患有重度龋齿、重度牙周疾病、慢性牙髓炎、严重的牙结石，这些疾病已属晚期口腔疾病，口腔功能和结构已受到严重的影响。调查还表明，部分人口需要进行紧急口腔医疗，主要疾病为急性口腔感染和急性冠周炎，急性口腔感染和急性冠周炎等急症已严重影响口腔功能，必须立刻进行诊治。从该项调查研究不难看出，大众尚缺乏对口腔疾病的了解,部分患者存在一些认知误区，对口腔健康亦不够重视。目前，我国人口的口腔医疗需求十分普遍，口腔医疗任务也十分艰巨。

在口腔诊所就诊的患者中，绝大多数属于因牙痛才就医的被动就诊方式，往往延误了最佳治疗时机。因此，控制口腔疾病，提高自我保健意识，是我国口腔医学亟待解决的问题。而实现这一目标的重要手段就是积极地对患者进行口腔健康教育。

口腔疾病是人类的常见病、多发病，尤其是龋齿、牙周病、牙颌畸形，其患病率很高，口腔健康与全身健康密切相关。口腔疾病的特点是小病多、大病少、重病少，容易被人们忽视。随着我国医疗保健水平的提高，口腔医疗保健问题必然引起大众的广泛关注和重视。

为了更好地推动口腔医学知识的传播，编者编写了这本科普读物，内容包括了解口腔医学、做好诊前准备、认知误区、常见病因、常见症状、常见治疗方法、治疗后注意事项、做好口腔保健8个部分，文字简明通俗、易读易懂、生动有趣，定将使读者喜闻乐见、开卷有益，从中得到口腔医学知识，有助于提高口腔健康水平。

在本书出版之际，感谢空军军医大学口腔医学院牛丽娜院长、西北大学医学院口腔医学系冯雪主任、西安翻译学院护理与康复学院刘喜文院长、中国大众文化学会口腔文化专业委员会刘福祥主任委员的大力支持。

李　刚

2024年2月

目 录

了解口腔医学

做好诊前准备

认知误区

常见病因

常见症状

常见治疗方法

做好口腔保健

了解口腔医学

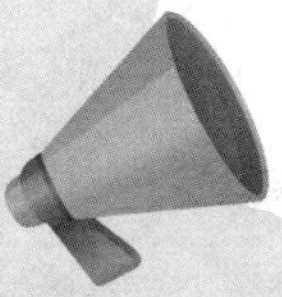

01 什么是口腔医学

02 口腔疾病对口腔功能有什么影响

03 口腔疾病对全身健康有什么影响

01 什么是口腔医学

口腔医学是专门研究口腔颌面部软、硬组织器官的发生、发育，正常结构与功能之间的相互关系，口腔疾病的发生发展机制及其防治方法的一门重要科学。

几乎每个人的一生中都会遭受不同程度的一种或多种口腔疾病的损害。口腔卫生与口腔疾病的发生有很大的关系，尤其是与牙周病和龋病的关系更为密切。根据已知的这些口腔疾病的致病因素，可以提出针对性的口腔卫生措施，使口腔和牙齿有一个清洁、健康的良好环境，从而达到发挥其生理功能、防治口腔疾病的目的。口腔医师有义务对人们进行口腔卫生指导，使其建立并保持良好的口腔卫生习惯。

口腔医学是生命科学的重要组成部分，是一个应用科学，在科技、文化、经济、社会发展中具有重要的作用，又与社会所有成员密切相关。口腔医学要解决的许多重大问题都是当代科学的难题、科研的重点，没有最新科学理论的指导和众多高新技术的支持是无法进行的。随着健康概念和卫生内涵的不断扩大，口腔医学与社会环境和自然环境的关系日益密切，其涉及自然科学、技术科学和社会科学等一大批学科，需要集中许多学科的人员、理论和技术来进行研究。自然科学和技术科学将以更大规模更加普遍地向口腔医学渗透，未来的口腔医学将是一个跨学科跨行业且人才密集、知识密集、技术密集的大学科，是生物、医学、数学、物理、化学、工程、计算机、心理、社会等多学科专家的共同天下。医学模式转变对未来口腔医疗服务专业队伍的知识结构和人员配备带来全新的观念。

随着科学技术的发展和社会思想的进步，口腔医学在保护人类口腔健康方面的作用日益增强，即从治疗口腔疾病到预防口腔疾病，又从预防口腔疾病到促进口腔健康。

02 口腔疾病对口腔功能有什么影响

健康的口腔具有咀嚼、发音和保持面部协调美观的功能。口腔疾病对口腔功能的影响体现在以下几个方面：①龋病引起的牙齿疼痛或失牙，影响咀嚼功能，造成偏侧咀嚼习惯，久之便造成面部发育不对称。②乳牙早失致使相邻牙向缺隙处移位，造成咬合关系紊乱，形成恒牙错牙；乳牙龋病如不及时治疗，还可引起恒牙发育不良。③牙列缺失导致失去咀嚼功能的正常生理刺激，颌骨的正常发育受影响，可造成颌面部轻重不等的畸形。④牙周疾病可以引起口腔异味。⑤口腔癌可直接威胁生命，口腔癌术后常可造成面容严重损毁。⑥一种口腔疾病治疗不及时或不得当，往往可以继发其他口腔疾病。

03 口腔疾病对全身健康有什么影响

口腔疾病不仅会破坏牙齿支持组织，造成牙龈红肿、出血以及牙齿脱落，还会对全身健康造成威胁。口腔病灶感染能导致和加剧许多全身性疾病，成为病灶感染的微生物常见草绿色链球菌、溶血性链球菌、白色或金黄色葡萄球菌等。因为口腔疾病有时是不伴有疼痛的，所以细菌就可以长期在人体内滞留而不被发现。当某些口腔疾病的细菌侵蚀人体器官和关节时，这些细菌还会改变自己的结构，从而使人体免疫力对其失去作用，导致或加剧某些全身疾病，如冠心病、糖尿病、肺部感染等的发生发展，严重危害人体健康。

口腔疾病与心脏病的关系

口腔与心脏虽然相距遥远，但口腔疾病可能引发或加重某些心脏病，而有些疾病症状使两者易产生混淆，导致误诊。

有研究显示，导致动脉粥样硬化和心脏病的因素通常包括高胆固醇、不运动和吸烟，而口腔里的链球菌和牙周病原体也可以导致动脉粥样硬化和心脏病发生。研究者在冠状动脉粥样硬化患者的血液里发现了口腔链球菌和牙周病原体。患有严重牙周炎的人相当于在口腔内长有 23cm 长的慢性伤口。模拟实验证实，链球菌和牙周病原体经过伤口进入血管后，会产生作用类似于血小板的一种胶状蛋白质，它能促使血液凝固。这种胶状蛋白质依附在血管壁上，日积月累就会形成动脉粥样硬化斑块，严重时堵塞血管，造成缺血和供氧不足，从而导致心脏病发作。科学家表示，如果最终证明他们的发现是正确的，那么人们就更应当注意口腔卫生。

老年人易患冠状动脉粥样硬化性心脏病、高血压性心脏病、老年退行性心脏病等多种心脏病，同时又患有多种不同的口腔疾病，如龋齿、牙周病等。当口腔疾病发作时，可诱发、加重心脏病。另外，一些口腔疾病易与冠心病相混淆。冠心病最常见的症状是心绞痛，典型的心绞痛表现为劳累或情绪激动诱发的胸骨体上段或中段之后，或心前区压榨性疼痛。胸痛也是心肌梗死最常见的症状，但疼痛持续的时间较心绞痛更长，程度更重。有少部分冠心病患者疼痛的部位并不典型，而表现为颈、咽或下颌部疼痛，或者表现为牙痛，因而容易误诊，以致贻误病情。这是由于冠心病心肌缺血时刺激心脏内的自主神经传入纤维末梢，经第 8 颈脊神经及第 1~5 胸脊神经的交感神经节，传至大脑产生疼痛感觉。这种疼痛反映在与自主神经进入水平相同脊髓段的脊神经所分布的区域，也可放射至颈部、咽部及下颌部和牙齿。例如：有一位 68 岁的女性患者，因“牙痛”到口腔科看病，医生发现她有 3 颗龋齿，于是便拔除了一颗病变最严重的龋齿，可是老人的牙痛仍未缓解，第三天医师又将她的第二颗龋齿拔除，直至 1 周内将 3 颗龋齿全部拔除，患者的牙痛却没有丝毫减轻。经过如此周折医生才建议她看内科，经过心电图等检查很快就查明老人患的是冠心病心绞痛，经治疗，患者的“牙痛”很快消失。其实，像这样不典型的心绞痛或心肌梗死并不少见。

临床医生在为急性心肌梗死患者进行全身检查时，发现患者大多数存在不同程度的口腔疾病，其中最常见的是牙周炎和牙周脓肿。研究表明，牙周炎和牙周脓肿的局部有大量革兰阴性杆菌和溶血性链球菌，这些细菌可以产生内毒素并可侵入血液，当血液中的细菌和内毒素达到一定水平时，便会引起小的血栓和动脉痉挛，如果累及心脏的冠状动脉，便会发生急性心肌梗死。心血管专家认为，急性心肌梗死与口腔卫生不良有一定的关系，但其确切的发病机制还不十分清楚。医生建议心血管病患者要注意改善口腔卫生，最好每 6 个月进行一次牙周洁治。这样就可以明显减少口腔中的致病菌，从而防止细菌和毒素侵入血液。

已经发生心肌梗死的患者，也要进行必要的口腔科治疗，特别是治疗牙周炎和牙周脓肿，这样有利于心肌梗死的治疗和恢复，同时可以预防心肌梗死的再次发生。

口腔疾病与吸入性肺炎的关系

已有很多研究发现口腔疾病和呼吸道疾病之间的联系。口腔疾病与因各种原因导致的吸入性肺炎相关性较强，如在重症监护病房中需要长期特殊护理的患者，因长期使用机械性通气而导致肺部感染率增加，还有生活不能自理、长期卧床不起、口腔卫生较差、牙周状况不理想的老人，吸入性肺炎的发病率也较高。有研究表明，口腔是呼吸道感染的重要途径，口腔中的细菌可以通过呼吸作用吸入肺脏导致肺炎，牙齿的间隙也可以作为呼吸道病原体的定植地。在某些特殊的患者群，如特护住院患者或是长期在家需要护理的患者的口腔中，这些病原体一旦成熟，就可作为日后发生肺炎的隐患，此时定植在口腔中的肺炎病原体，会通过呼吸道传播导致肺部感染。另有一些流行病学研究调查了较差的口腔卫生、牙槽骨吸收和慢性阻塞性肺炎之间的关系，可以解释口腔细菌作为一种潜在作用导致呼吸道感染的机制。

肺炎是由多种病原菌所引起的常见的呼吸道疾病，临床以吸入性肺炎多见，据有关资料统计，本病的诱因 80% 是吸入口腔、咽部含有细菌的分泌物，而这些分泌物大多是来自口腔疾病，最常见的是龋齿，牙周炎和牙龈炎次之，小部分来自扁桃体炎及鼻旁窦炎等。

老年人肺炎中因误咽而引起的吸入性肺炎比例特别高，其原因是老年人中脑血管障碍者较多，通过 CT 或 MRI 常可见到大脑基底节病灶。基底节是生命中枢，主管吞咽反射、咳嗽反射，这部分出现病变时，导致吞咽反射、咳嗽反射障碍，不能排出进入气道的异物而引起误吸。也有部分原因是老年人夜间睡眠时隐性吸入口腔中带细菌的分泌物。患有上述病症的老人，机体的免疫力都有不同程度的下降，身体各器官的协调出现异常，口腔内的细菌易于引起呼吸系统的严重感染。而对于卧床不起的老人，无论住在医院还是家中，护理者大都忙于照顾其日常饮食、排泄及体表卫生，很少顾及口腔卫生，这往往使口腔成为多种病菌的密集场所，极易引发肺炎及支气管炎症。口腔与呼吸系统有着密切关系，随着年龄的增长，老年人日常生活适应力、免疫力逐步下降，口腔的自净能力也随之减弱，由于不良的口腔卫生状况，如不洁的假牙、龋洞和牙周间隙的感染、大量吸入等均可导致慢性肺炎的致病菌在此繁衍。

老年医学专家指出，注意老人的口腔护理，减少口腔内致病菌是预防吸入性肺炎的重要措施，对维护健康、延长生命具有特殊意义。老年人在日常生活中，应通过刷牙、漱口等方式保持口腔洁净，若是患有口腔疾病，应及时治疗，戴有假牙者应经常清洗假牙。对于重症及卧床的老人，护理者应帮助其进行口腔清洁护理。

吸入性肺炎是口腔细菌进入下呼吸道所造成的严重后果，减少口腔细菌数是非常必要的。通过牙齿、口腔的彻底清洗，积极治疗牙周炎，对吸入性肺炎有预防作用。据报道，经 3 个月的口腔护理，老年人的牙周炎减少到开始时的 1/9，咽喉部细菌数也显著减少。给予患者有计划的口腔护理，使得不明原因发热明显减少。在预防肺炎、呼吸系统感染方面，高质量的口腔卫生管理是非常重要的，特别是对重度精神、功能障碍的老年人。同时，经过口腔护理，口臭也显著减轻。

既往的研究结果表明，由于帮别人清洁口腔的护理工作比较麻烦，甚至有些令人恶心，养老院的医护人员常常会疏忽这项工作。同样，住院者本人通常也不太留意这些。痴呆或由于疾病导致智力损害的患者以及那些手部活动不便的个体常易发生口腔疾病。研究人员指出，对于改善口腔卫生是否可以降低老年人肺炎发病率，还需做进一步研究。同时，养老院应该配备一些经过专业培训的工作人员，以协助护理者对那些不能自理的老人进行口腔清洁工作。另外，养老院还应该鼓励老年人使用杀菌的漱口液。

口腔疾病与糖尿病的关系

近年来，糖尿病在我国的发病率呈迅速增长之势。糖尿病是一种常见的有遗传倾向的内分泌代谢疾病，原发性占绝大多数，病因和发病机制不明，又可分为胰岛素依赖型（IDDM，1 型）、非胰岛素依赖型（NIDDM，2 型）、与营养不良有关的糖尿病等。继发性糖尿病占少数，如肢端肥大症中垂体性糖尿病、库欣综合征中类固醇性糖尿病等。糖尿病患者由于代谢紊乱使牙周组织营养不良，再生能力下降，局部微循环受损，造成局部组织缺血缺氧，使牙周组织及口腔黏膜易遭受损害和发生溃疡。而对糖尿病和口腔疾病的关系相关研究发现，在糖尿病人群中，牙周病的发病率高，病变损害严重且进展更迅速，可认为牙周病是糖尿病的重要并发症之一，牙周病对糖尿病有一定的影响。再者，口腔内环境湿润、营养丰富、温度适宜，利于多种细菌寄居，而糖尿病患者口腔自洁度降低，牙周组织含糖量增高，使细菌易于生长繁殖而发生口腔及牙周炎症病变，从而使糖尿病患者的血糖难以控制。因此，口腔病变已被列为糖尿病的第六并发症，糖尿病患者常并发不同程度的口腔病变。大量研究表明，糖尿病与牙周病存在共同危险因素，且互为高危因素。糖尿病患者牙周病发病率高、组织破坏严重，经完善牙周治疗后，糖尿病可得到适当控制与缓解。

糖尿病患者常见的口腔症状有口腔溃疡、口臭、牙龈出血、牙龈肿痛，此外还有口腔黏膜干燥、牙齿松动及早脱等，而重度的口腔病变是促使糖尿病患者血糖增高的危险因素之一。资料显示，行之有效的口腔护理对糖尿病患者长期、稳定的血糖控制而言是不容忽视的重要环节，而有效的血糖控制又可改善糖尿病患者的口腔状况。

糖尿病患者由于白细胞吞噬功能、趋化功能下降，易受感染，易患鹅口疮、膜性口炎及坏死性龈口炎等；其抗感染能力差，还易患牙源性颌周脓肿、面部间隙感染、蜂窝织炎、颌骨骨髓炎等。糖尿病患者口腔短期内易形成大量结石，故在治疗糖尿病的同时，应注意保持口腔卫生，定期检查口腔。

口腔疾病是糖尿病患者的普遍问题，一方症状的加重会使另一方患病加重，一方好转也会使另一方的状况得到改善。二者均可刺激致炎因子的缓慢释放，其对牙周组织有损伤作用，对 2 型糖尿病的发展也起到促进作用。

口腔疾病与胃肠道疾病的关系

研究者对青岛、烟台市 4876 位老年人胃病和牙周炎的发病情况进行流行病学调查，采取问卷调查和口腔、胃镜检查相结合的方法，将 4876 位老年人分成胃病组和非胃病组，分别统计其牙周炎发病情况。结果表明，胃病组 3684 人（75.55%），非胃病组 1192 人（24.45%）。两组牙周炎发病率分别为 80.75%、44.63%，有非常明显的差异（$P < 0.01$），提示胃病与牙周炎在发病上密切相关。

养生学认为，食物靠机械消化和化学消化后吸收营养，首先在口腔内通过充分咀嚼的机械消化以及在咀嚼食物时和唾液混合后的化学消化，再吞咽到胃，靠胃液和肠液消化吸收，咀嚼食物越细致，越有利于缩短胃排空时间，而囫囵吞枣则会增加胃的消化负担。

既然咀嚼功能对胃肠道功能如此重要，那么长期伴有严重牙列缺损甚至牙列缺失而咀嚼功能明显下降的患者，胃肠道健康一定会受到影响。研究人员观察发现，在患有糜烂性胃炎并伴有牙列缺失或后牙缺失的患者中，在进行内科治疗的同时行义齿修复术的患者糜烂性胃炎的好转率明显高于单纯进行内科治疗的患者，提示恢复咀嚼功能对提高糜烂性胃炎的治疗效果有一定的辅助作用。另有研究发现，在胃部不适患者中，带有全口义齿或局部义齿而咀嚼功能下降的患者，与咀嚼功能健全的患者相比，胃黏膜的慢性感染程度及幽门螺杆菌（Hp）感染程度更加严重。

以上证据均证明，保持完整的牙列对于成年患者，尤其是老年患者的胃肠道健康起到不可忽视的作用。

口腔疾病与妊娠期异常的关系

有牙周病的女性切勿以为牙周病只侵害牙齿的健康，而忽略了其他的后果。口腔内细菌可随血运通过胎盘，对胎儿的健康造成不良影响。已有研究发现，罹患牙周炎的孕妇，在其羊水中可培养出牙周炎的致病菌。有研究人员统计了 1793 名妊娠 12 周无吸烟史女性的行为数据和医疗记录，并调查了每个人的牙周情况、分娩状况，她们当中 0.9% 的人出现晚期流产的现象，就口腔健康情况的问题和正常分娩女性相比，有流产现象的女性牙周健康状况较差，研究结果提示牙周疾病和晚期流产发生率呈正相关。此外，很多专家发现，有牙周病的女性会生下体重过轻的下一代，其不良影响并不亚于抽烟的危害，甚至有发生流产或死胎的情况。专家建议，妊娠女性有牙龈出血、牙龈红肿等牙周疾病应及早治疗，避免恶化到影响全身健康，也可以规避危及胎儿生命的风险。其实，无故流产的孕妇最好进行口腔健康检查，有些流产是由于牙周细菌通过血运感染胎盘而导致的。

孕妇早产会造成新生儿体重过轻，新生儿体重小于2500g 即称为低体重新生儿。重症牙周炎的孕妇早产和生出低体重儿的风险为牙周正常孕妇的 7.5 倍，大于吸烟、饮酒对其的影响。母体的牙周感染干扰了妊娠自动调节的细胞因子和激素是造成孕妇早产和低体重儿出生的可能原因之一。

研究表明，妊娠期女性患牙周疾病是新生儿体重过轻的危险因素之一。研究人员将 152 名 14~39 岁的妊娠女性分为健康组、牙龈炎组和牙周炎组，记录她们的牙菌斑、牙周袋和牙龈出血等情况，在婴儿出生后记录体重。结果表明，全部样本平均体重为 3293.9 ± 508.1g，低体重出生者占 4.6%。其中，健康组母亲所产婴儿体重明显重于牙龈炎组和牙周病组，同时发现妊娠女性牙龈探针出血程度与新生儿体重呈负相关。另有研究者将 181 位在 3 天内分娩的女性按照产子的体重（正常 / 低体重）进行分组，对两组妊娠女性进行了临床及微生物两方面数据分析。结果显示，虽然两组妊娠女性临床牙周状况并无明显差别，但是微生物数据分析提示龈下细菌联合作用所致的牙周感染可以作为低体重婴儿出生的危险因素。

口腔疾病与神经内科疾病的关系

众所周知，疼痛仅是各种疾病最常见的症状之一，头痛及颌面部疼痛可以是牙源性、神经源性、耳鼻喉源性、血管源性、生化性或感染性疾病等引起的。这里我们重点讨论牙源性头痛。其中，牙髓炎、阻生牙、先天性或发育过程中形成的咬合不良、不适当的假牙、咬硬物用力不当及习惯性单侧咀嚼等，均可引起顽固性病侧偏头痛和令人烦恼的持续耳鸣，严重者可致传导性耳聋。

临床观察发现，牙齿咬合异常亦是引起头晕耳鸣的一个原因。正常情况下，上下牙齿之间有严格的对应关系，每颗牙齿都有自己的咬合部位。如果牙齿排列不齐，则会使上下牙齿之间出现异常的咬合关系。牙齿咬合，实际上是颞下颌关节的运动过程。由于牙齿咬合异常，颞下颌关节中的关节头和关节凹的相对位置会出现异常，久之则会发生关节病变。颞下颌关节恰好位于耳的前下方，此区域内有多条脑神经通过。其中支配牙齿、咀嚼肌和颞下颌节的三叉神经，也发出分支支配耳部的皮肤、黏膜、肌肉和分泌腺。牙齿咬合异常、咀嚼肌痉挛和颞下颌关节病变都可能引起耳部咽鼓管和鼓膜张肌的活动异常，从而出现听觉障碍、耳鸣、耳痛和头晕等症状。

许多情况都可能引起颞下颌关节的病变，如牙周病、阻生齿、牙齿缺失、不合适的假牙等。对于有不明原因头晕耳鸣的患者，医生应指导其做自我检查，以判断是否患有颞下颌关节病变。检查的方法很简单：双手按在耳前区凹陷处，然后做大张口和闭口运动，看耳前区是否有疼痛感觉或是否出现关节弹响声，如有疼痛或关节弹响声，则提示关节区存在异常。此时应立即前往口腔科进行治疗，矫正异常的牙齿咬合关系，使关节头和关节凹的相对位置恢复正常，则头晕耳鸣和其他症状也会随之消除。

另有研究发现，老年人牙齿长期缺损与记忆力减退密切相关。海马回位于脑的颞叶下方，参与记忆和情感反应。人在学习和日常生活中获得的记忆，特别是短期记忆便储存在这一部位。当人们步入老年后，海马回细胞会日渐衰老，人的短期记忆力也随之下降。有学者认为，老年人牙齿长期缺损会加剧海马回细胞的衰老。牙齿脱落并非导致记忆力减退的直接原因，但牙齿缺损会使人的咀嚼力度、次数下降，长此以往会加速海马回细胞的退化，影响记忆力。

做好诊前准备

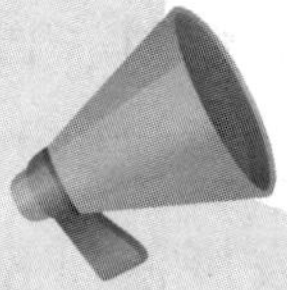

01　口腔医院有哪些分科

02　口腔修复科主要解决哪些临床问题

03　牙体牙髓病科主要治疗哪些疾病

04　口腔颌面外科主要治疗哪些疾病

05　牙周病科主要治疗哪些疾病

……

01 口腔医院有哪些分科

现代口腔医学是应用生物学、医学、理工学及其他自然科学的理论和技术，以研究和防治口腔及颌面部疾病为主要内容的科学。21 世纪，我国口腔医学将以空前的规模和速度向前发展，“幸福牙科”已成为现代文明重要标志。口腔医院开设有口腔修复科、牙体牙髓病科、口腔颌面外科、牙周病科、口腔黏膜病科、口腔正畸科、儿童口腔科、口腔种植科、口腔预防科等口腔临床医疗特色科室。现代口腔医学的改革与发展使口腔医学分科更为精细和专业。

02 口腔修复科主要解决哪些临床问题

口腔修复科是研究应用符合生理的方法，采用人工装置修复口腔及颌面部各种缺损并恢复其相应生理功能，预防或治疗口颌系统疾病的一门临床科学。它是口腔医学的一个重要组成部分，是医学与多学科相结合而产生的，属生物医学工程的范畴。这类用于修复口腔及颌面部缺损的由人工制作的装置（如义齿、义颌、义耳、种植牙等）则统称为修复体。口腔修复科的任务是研究口腔、颌面部各种缺损及相关口颌系统疾病的病因、机制、症状、诊断、预防和治疗方法，采用人工材料制作各种修复体，以修复各类缺损，预防和治疗口颌系统疾病，从而恢复口颌系统的正常形态和生理功能，促进患者的身心健康。

口腔修复科主要解决的临床问题包括以下几个方面：牙体缺损或畸形的修复治疗，如牙列缺损、牙折裂的全冠、部分冠修复，牙缺损的嵌体、贴面修复；牙列缺损的修复治疗，如缺牙的固定桥修复、可摘局部义齿修复及种植牙修复；牙列缺失的修复治疗，如全口无牙的全口义齿修复和种植全口义齿修复；颌面缺损的修复治疗，如眼眶缺损、耳缺损及鼻缺损的义眶、义耳和义鼻修复，颌骨缺损的义颌修复等；牙周疾病的修复治疗，如牙周病松动牙的固定式夹板、可摘式夹板固定等；颞下颌关节疾患的修复治疗，如采用颌板、咬合调整或颌重建治疗颞下颌关节紊乱病等。

03 牙体牙髓病科主要治疗哪些疾病

牙体牙髓病科是研究牙体硬组织疾病、牙髓根尖周组织疾病的基础理论与临床诊治技术的学科。牙体牙髓病科主要治疗各种龋病、急慢性牙髓炎、尖周炎、牙齿变色、牙齿敏感症、楔形缺损、外伤牙折等牙体病，治疗方法先进、疗效可靠，特别是对牙齿大面积缺损的纤维桩固位和嵌体修复技术，独具特色。

牙体牙髓病科虽然是一门古老的学科，但近年来由于先进科学技术的引进，使人们的认识不断深化。显微 CT 技术对下颌第二磨牙和上颌第一磨牙的观察发现，根管形态远远比大体解剖的观察结果复杂，这大大开阔了临床医师的眼界，增加了人类对自身的认识。针对复杂的根管形态采用最新的临床技术，使根管治疗成功率大为提高。特别是近年来显微镜在牙体牙髓科临床广泛推广应用，使许多过去无法治疗的牙齿获得痊愈。镍钛旋转器械进入临床后也极大地提高了口腔医师的临床工作效率，提高了治疗效果。

04 口腔颌面外科主要治疗哪些疾病

口腔颌面外科是口腔医学的重要组成部分，它是以研究口腔器官（牙、牙槽骨、唇、颊、舌、腭、咽等）、面部软组织、颌面诸骨（上颌骨、下颌骨、颧骨等）、颞下颌关节、唾液腺及颈部某些疾病的预防和外科治疗为主要内容的学科。口腔颌面外科是口腔临床医学中的重要学科之一，世界先进发达国家的口腔颌面外科，由于在医疗体制结构上不同于我国，他们的医疗范围主要局限在牙及牙槽外科、正颌外科、颞下颌关节外科和外伤等。我国口腔颌面外科学业务内容要更广一些，除口腔外科疾病等外，还包括颌面整复外科、显微外科、头颈肿瘤外科等内容。而且我们还有独特的颅颌医学的结合和参与，因此被众多国际学术权威和学者誉为“中国式的口腔颌面外科学”。口腔颌面外科主要治疗口腔颌面部炎症、外伤、骨折、肿瘤，以及面瘫、三叉神经痛、颞颌关节病、唇裂、腭裂等疾病，开展颌面部医学美容、生活护理美容及各种拔牙手术。口腔颌面外科病房接收患者的入院手术治疗，为患者提供康复服务。

口腔颌面部疾病，尤其头颈肿瘤是危害人类健康最重要的疾病之一。提高头颈肿瘤患者的生存率和生存质量是当前口腔颌面外科领域中备受重视的研究课题。我国口腔颌面外科是在中华人民共和国成立后才逐步建设和发展起来的，虽说与国外相比晚了若干年，但从口腔颌面外科的发展速度、发展规模、研究领域和学术水平来说，不比国外落后。在口腔颌面外科专家的不懈努力下，已形成了以口腔颌面部肿瘤的诊治与研究、口腔颌面部畸形与缺损的修复与研究、颞下颌关节病的诊治与研究等为主攻方向的口腔颌面外科学，并涵盖了国际上口腔颌面外科、头颈外科和显微外科等主要学科的研究领域。

05 牙周病科主要治疗哪些疾病

牙周病科主要研究探讨牙齿支持组织（包括牙龈、牙周韧带、齿槽骨、牙骨质）的病理变化及临床症状。20世纪后半期，牙周病学的知识和概念有着惊人的发展和更新，牙周病科是研究牙周组织的结构、生理和病理，以及牙周病的诊断、治疗和预防的学科。牙周病科主要治疗牙龈炎、牙周炎等疾病，开展松牙固定术和维护牙周健康的洁牙术。牙周病的主要症状是牙龈红肿、发炎、出血，形成牙周袋，出现牙槽骨吸收、牙齿松动移位等。口腔医生会根据病情对患者进行牙周检查并拍摄 X 线片，综合制定诊疗计划。

06 口腔黏膜病科主要治疗哪些疾病

口腔黏膜病科是研究口腔黏膜病的基础理论与临床诊治的学科。由于它所研究的疾病种类繁多，而且与机体的全身状态之间联系密切，因此，在国外，不少学者将其称为“oral medicine”，直译为“口腔内科学”，以强调它与普通内科学的联系，并将其定义为“有关口腔和口周组织的健康和疾病研究的特殊学科，它主要是探讨与口腔疾病有关的内科学原则以及采用药物进行口腔疾病治疗的规律”。口腔黏膜病科主要治疗溃疡性口疮、疱疹性口炎、扁平苔藓、口腔黏膜白斑及各种舌病、口唇部炎症等，有的也把治疗的范围扩大到了面痛症等神经疾患、颞下颌关节疾病及唾液腺疾病等。口腔黏膜病专业建设已久，中华人民共和国成立初期就成为口腔内科学的一个重要组成部分，和牙体病、牙髓病、牙周病并称四大亚专业。

07 口腔正畸科主要治疗哪些疾病

口腔正畸科是口腔医学的一个分支学科，它的学科内容是研究错颌畸形的病因机制、诊断分析及其预防和治疗。错颌畸形是指儿童在生长发育过程中，由先天的遗传因素或后天的环境因素，如疾病、口腔不良习惯、替牙异常等导致的牙齿、颌骨、颅面的畸形，如牙齿排列不齐，上下牙弓间的颌关系异常，颌骨大小、形态、位置异常等。这些异常机制是牙量与骨量、牙齿与颌骨、上下牙弓、上下颌骨、颌骨与颅面之间的不协调。因而现代错颌畸形的概念已远不只是牙齿错位和排列不齐，而是指由牙颌、颅面间关系不调而引起的各种畸形。世界卫生组织（WHO）把错颌畸形定义为“牙面异常”，其不但影响外貌同时也影响功能。口腔正畸科主要诊治儿童、青少年及成年人牙齿排列不齐、开颌、下颌前突（地包天）等牙齿畸形，采用国内、外先进的矫治技术，为青少年健康成长提供了保障。

08 儿童口腔科主要治疗哪些疾病

儿童口腔科是以处于生长发育过程中的儿童为对象，研究其牙、牙列、颌、咬合关系及软组织等的形态和功能，诊断、治疗和预防其口腔疾病及畸形，使之形成有健全功能的咀嚼器官的学科。儿童口腔科主要治疗 14 岁以下少年儿童的各种牙病，如龋病、急慢性牙髓炎、尖周炎、牙外伤等，包含咬合诱导、牙列发育中咬合紊乱的早期矫治，同时提供儿童乳牙更换期的健康咨询及儿童牙齿涂氟与窝沟封闭等技术服务。儿童口腔科是一门知识涉及面广、实践性很强的学科，在儿童口腔科的临床中，有不少方面运用口腔内科、口腔修复、口腔颌面外科、口腔正畸和口腔预防等技术和方法，结合儿童的解剖、生理、心理等特点，研究并开展适合本专业的诊治方案与方法。在口腔医学院校、口腔医院中设立独立的儿童口腔医学教研室及临床科室逐渐受到重视。

09 口腔种植科主要治疗哪些疾病

口腔种植科是一门古老而又新兴的学科。随着社会的发展，各种生物材料不断出现，加之生产工艺的更新、技术设备的改良，牙科种植体得到了不断的充实和完善。其所采用的材料从金属、碳、陶瓷到多聚物四大类不下数十种，而且出现了各种复合型材料，以弥补单一材料的不足，产品设计上亦有四大类不下十余种体系。该学科已经成为集机械、工程、冶金、涂层、生物合成、细胞学、化学、材料学、生物力学等多学科尖端技术为一体的结晶。

口腔种植科主要是利用生物材料以骨种植的方式来修复单个、多个或全口牙的缺失，能够较完善地恢复口颌的正常功能。近 20 年来，口腔种植科经种植外科学、种植修复学、种植材料学及种植义齿保健等几个主要途径的发展，已经成为一门涉及诸多学科的新兴边缘学科。为了提高种植牙的精确度，空军军医大学口腔医院赵铱民教授团队经过 10 年的研究，创新发明了自主式种植牙机器人，并于 2020 年 9 月通过国家药品监督管理局创新医疗器械特别审查，自此，国产自主创新的口腔种植机器人已全面进入临床使用。

10 口腔预防科主要解决什么问题

口腔预防科是预防医学在口腔医学领域的应用，也是预防医学的一个研究领域。控制和减少口腔疾病患病率已成为国家和政府的一项至关重要的公共卫生计划。口腔预防科以群体为主要研究对象，应用生物学、环境医学和社会医学的理论，采取宏观与微观相结合的方法，研究口腔疾病发生和分布规律，以及影响口腔健康的各种因素，制定预防措施和对策，达到预防口腔疾病，促进口腔健康和提高生活质量的目的。在口腔预防科中的群体是指在一定范围内的人群，可以小到一个家庭，也可以大到全人类。这个群体既包括患者，也包括非患者，而且常把这些人和其周围环境联系起来，它也可扩大到包括自然环境、社会环境在内的一个生态学和社会学的群体。口腔预防科主要是对来诊患者进行口腔健康卫生宣教，为患者提供爱牙、健齿、健身咨询的牙病防治指导，同时还开展各种牙病的治疗工作，为患者提供全面的口腔健康查体及各种口腔疾病的早期诊治服务。

口腔预防科是口腔医学的重要组成部分，常与口腔卫生服务和口腔卫生保健紧密联系。口腔预防科是由传统的口腔预防医学和现代的公共卫生学相结合的新发展，其研究范围和内容十分广泛。

11 去口腔医院就诊之前要做哪些准备

一般而言，去口腔医院就诊需要做以下几点准备工作。

做好精神和体力准备

在就诊之前，除了某些特殊化验需要空腹抽血外，一般都应该吃过早饭再前往医院。做好精神和体力准备，不论牙痛如何严重，看口腔疾病前都应该适当饮食。若患者的牙痛症状严重影响夜间休息，加上精神紧张，可能在治疗中或打麻药、拔牙时出现紧张、饥饿而晕厥，增加痛苦，影响诊疗过程。

做好牙齿清洁和穿着准备

看口腔疾病前应做好牙齿清洁工作。否则，当牙医检查牙齿时，首先要花费时间去除堆积在牙齿上的食物残渣，才能看清牙齿的情况。就诊前，先刷牙漱口，方便口腔医生做下一步的检查，治疗效果也好。穿着须整洁简单大方，虽然在治疗时，会围上胸巾，但在漱口、冲洗、吐口水时，万一不小心弄脏了名贵服装，心里难免不愉快。

做好病史阐述和资料准备

就诊时，口腔医生会询问你的病史和病情，结合各种检查，以便作出正确的诊断，并给予恰当的治疗。患者须讲明病史，首先将自己最明显、最主要、最痛苦的主观感觉，此次就诊的主要原因和患病时间告诉医生。以牙痛为例，患者需要描述清楚以下问题：是上牙痛还是下牙痛？是自发性痛还是刺激性痛？是持续性痛还是阵发性痛？是轻微隐痛还是剧烈疼痛？要按照医生的提问叙述病史，不夸大，不缩小，简明准确地回答问题。然后，可向医生介绍这次疾病从发病到就诊的全部过程，包括发病时间、诱因、部位，初发或复发，逐渐加重或逐渐减轻，曾经做过哪些检查和治疗，检查结果及疗效如何，是否伴有发热等症状。如果对某种药物或麻醉剂过敏，或患有心脏病、高血压、传染病等疾病，皆应主动向医生说明，以免发生意外。如果是第二次看口腔疾病，请带上既往病历和X线片、化验单等，完整的资料有利于诊断和治疗。

遵守医院秩序

由于口腔治疗操作技术复杂，口腔医生诊治一位患者平均需要20~30分钟，患者应遵守医院秩序，耐心排队等待，如实在有急事可主动向医生说明，询问能否提前看病。另外，须遵医嘱，按时复诊，避免延误病情。对于行动不便的患者以及高龄老人，家属应主动配合医生诊疗。

12 如何克服牙科畏惧症

牙科畏惧症，顾名思义，就是患者对口腔治疗的害怕和焦虑。有人是害怕治疗中的某些环节，如害怕钻牙、害怕打麻药；还有些人对口腔治疗的所有环节都害怕。害怕程度有轻有重，轻者稍觉烦躁不安，重者心慌、出冷汗、面色苍白、血压升高，更有甚者高声叫喊，躲避或阻挡医生的检查和治疗。

牙科畏惧症是一个很普遍的问题，凡是有过口腔医院就诊经历的人，或多或少都有些畏惧的心理。牙科畏惧症的存在，可能贻误治疗时机，降低诊疗质量。患者应避免受他人“看牙剧痛”等夸张说法的影响，充分相信现代科学技术，相信医生，放松心情，尽量保持镇静。就诊时，对医生提出的问题要准确详细地回答，配合医生各项诊疗操作，遵守医嘱。真正做到了这些，就会发现，牙科治疗其实并不那么可怕。

随着时代的发展，许多口腔医疗保健事业发达的国家对此问题已非常重视，采取了许多措施加以预防，有的从心理学角度入手，有的从舒适化角度出发，目的是使牙科畏惧症在人群中的发生率下降，使口腔疾病患者能在平静舒适的心理状态下得到及时和高质量的牙科治疗。

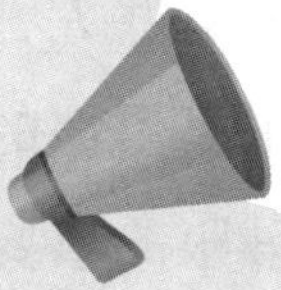

认知误区

01 “人老了掉牙是自然现象”的误区

02 “牙病不是病”的误区

03 “乳牙最终被恒牙代替，患病没有必要治疗”的误区

04 “赶快把牙拔了，痛得受不了”的误区

05 “坚持不愿意拔牙”的误区

……

口腔保健误区是指在口腔保健过程中，不科学、不正确或不适当的观念和行为，达不到维护和增进口腔健康的目的。调查发现，部分人群观念的改变不及技术、设备的发展迅速。有的人被“人老了就要掉牙”的错误观念束缚，认为牙病只要不影响进食，不痛就不去医治；有的人对拔牙十分“慷慨”，认为缺几颗牙无碍大局；另一些人虽然每天刷牙，但因缺乏必要的知识和指导，方法不当，牙菌斑未被有效清除；还有些人，虽然知道清除菌斑的重要性，却不愿改变多年来已习惯的错误刷牙方法。这些陈旧观念是损害人们口腔健康的重要原因之一，必须进一步加强口腔健康教育，使群众掌握更多的口腔医学知识，自觉地破除旧观念。以下列举几种常见的口腔保健误区。

01 “人老了掉牙是自然现象”的误区

部分老年人认为年纪大了，牙齿就会松动，以为“人老了掉牙”是正常现象，所以对有问题的牙齿不予重视，往往牙痛难忍才来就诊，这是一种错误的观念。现代科学研究表明，老年人容易出现掉牙问题大都是牙周炎等口腔疾病引起的。如果不注意口腔健康，存在大量有害于口腔健康的危险因素，即使是年轻人，也可能会牙齿脱落。

在发达国家，有的人到 30 岁之前，口中都没有龋齿，有不少国家 50%~80% 的学龄前儿童无龋齿发生，保留真牙的老年人越来越多。最近几十年来，口腔疾病，尤其是龋齿已有大幅度减少。早在1994年，世界卫生组织已经指出，预防龋病和牙周病不仅在理论上是可能的，实际上也是可行的。所以人老了未必就会掉牙，关键在于良好的口腔护理：讲究口腔卫生，适量用氟和养成有益于口腔健康的饮食习惯。

正确的原则：有牙病应及时就医；老年人也应有良好的口腔卫生习惯，刷牙与漱口应坚持终生；忌烟酒，并尽量少吃刺激性食物；平时坚持叩齿运动和按摩牙龈以促进局部血液循环，增强牙周组织功能和抵抗能力；每半年去医院进行一次口腔健康检查，这样可延缓“老掉牙”现象，使牙龄与寿命大致相等，从而提高生活质量。

02 “牙病不是病”的误区

由于口腔疾病一般不直接威胁个人生命，也很少让患者丧失劳动力和生活自理能力，有的人便认为“牙病不是病”，一旦有了口腔疾患，则一味拖延，迟迟不愿就诊，使得口腔局部的疾病日渐加重，全身系统性的疾病也可能因拖延而被忽视，得不到及时的治疗。

西医学研究表明，牙病的危害已远远超出牙齿本身，它不仅关系着心、肺等重要脏器的功能，甚至已成为一些死亡率极高的疾病的重要影响因素。

尽管随着我国经济水平的发展和居民收入水平的提

高，“牙病不是病”的状况已有所转变，但口腔疾病的性质决定了其治疗需求只有在人民生活水平有了较大幅度的提高，意识上从防病、除病的初级牙科意识，上升到保健、修复、美齿阶段后，口腔医疗服务才有可能获得真正意义上的大发展。应进一步加强口腔健康教育，让更多人认识到牙病就是病——一种不能自愈的病，必须前往口腔专科就诊。

正确的原则：要走出“牙病不是病”的误区，提高口腔健康意识。牙好，健康才有保障。

03 “乳牙最终被恒牙代替，患病没有必要治疗”的误区

部分家长不知道乳牙的重要性，也不重视乳牙的健康，认为孩子的乳牙最终会被恒牙代替，因而乳牙患病没有必要治疗，这种观念也是错误的。

儿童从出生 6 个月起，下前牙首先萌出，到了两岁半乳牙全部出齐，6 岁左右恒牙开始萌出，随着乳牙脱落恒牙萌出，一直到13岁，进入恒牙列阶段。从出生到13岁，儿童一直使用乳牙来吃东西。

乳牙是主要咀嚼器官，直接影响孩子的营养、生长、发育，所以乳牙是非常重要的。一方面，恒牙的替换需要一个比较长的周期，如果不把乳牙治好，乳牙不能发挥作用，就会影响孩子的咀嚼功能，而咀嚼功能对于孩子的正

常发育和健康都是非常重要的。另一方面，乳牙患病后不及时治疗，还会影响以后恒牙的正常萌出。乳牙龋病不会自行恢复，如果不及时就诊，龋病就会越来越严重，甚至影响到恒牙胚。生活中，有的孩子恒牙一出来，表面就不光滑，有色斑，排列不整齐，即是因为乳牙坏得比较严重，没有得到及时、对症的治疗。当乳牙只留下牙根时，牙根不容易吸收，应该由恒牙替换的位置腾不出来，恒牙就无法萌出，或者在旁边错位萌出。

正确的原则：无论乳牙、恒牙患病，均应该及时前往口腔医院就诊治疗。

04 “赶快把牙拔了，痛得受不了”的误区

有的人平时不去做口腔健康检查，没有做到早发现、早治疗，龋齿的龋洞逐渐增大，牙髓发炎，还波及牙根尖周围，这时牙齿会痛得非常厉害，他们就想：“赶快把牙拔了得了，痛得受不了。”当牙病发展到这种程度时，治疗起来相对复杂，就诊次数也要多一些，有的人就会觉得：“太麻烦了，耽误时间，把牙拔了算了，以后再镶。”

实际上，镶的牙齿终究是假牙，再好也是假的。而自己的牙齿是真牙，如果能把牙病治好，最好是保留自己的牙齿。有时候，即使不能保留完整的牙齿，经过治疗以后，保留牙根也是有用的，可以在牙根上面安装覆盖义齿或在牙根上打个纤维桩，再在上面安装烤瓷冠。因此，不

要怕麻烦，要尽量保留住自己的牙齿，这样对维持咀嚼功能和保持口腔健康是非常有利的。

还有些年轻的朋友，他们的前牙，也许是因为四环素牙，颜色有一些发黄，也有的排列得不是很整齐。极个别医生可能会提出，将所有前牙杀神经，磨掉牙冠，留下牙根，再做上烤瓷牙，这样就变得既整齐，又洁白漂亮。然而，原来的牙齿是活牙，杀神经以后就是死牙，如同一棵树，活的时候有水分，有韧性，死了就会成为一棵枯树，很脆，缺乏韧性，还可能出现别的问题。其实这类四环素牙可以采用树脂贴面、烤瓷贴面等方法解决，尽量不要采用杀牙神经、截去牙冠再做烤瓷牙的方法。

正确的原则：能留活牙尽量留活牙，能不拔牙尽量不拔牙。总之，现在治疗牙病的手段已经相当完善，很多以前认为不能保留的牙齿，现在可以通过治疗而保留。

05 “坚持不愿意拔牙”的误区

前面讲到的是有的人不珍惜自己的真牙，轻易拔掉或者截掉牙冠。因此，我们提出能保留的牙齿要尽量保留。另一种情况正好相反，有的人的牙齿已经非常松动，稍一用力，就会掉下来，而且经常流脓、发炎。这种牙齿不但治不好，不能发挥咀嚼的作用，而且会诱发冠心病、加重糖尿病等其他的全身性疾病。医生会建议把病牙拔除，但是有的人很珍惜自己的牙齿，坚持不愿意拔牙，这是另一种极端。

不能治的牙，应该拔的牙，须毫不犹豫地拔掉，这样有益于健康。对于那些“无药可救”的牙齿千万不能吝啬，一定要尽早拔除，否则拖的时间过长会失去修复和种植的最佳骨质条件。若要修复和种植，则必须从其他部位进行骨移植，重建骨质条件，这就增加了手术的风险、工程量和费用。

正确的原则：该拔除的牙要坚决拔掉。

06 “洗牙会导致牙缝增大，牙体受到损伤，引起牙齿敏感”的误区

有人认为，洗牙会导致牙缝增大，牙体受到损伤，引起牙齿敏感；还有人认为，牙结石有保护牙的作用，去掉牙结石，牙齿就会松动，这些观点都是错误的。牙结石是口腔中的一种硬质污垢，就像热水壶里的水垢、水锈一样，也可以说是钙化的牙菌斑，有 80%~90% 的矿物质主要以磷灰石的形式存在。虽然人们每天刷牙，还是会有唾液中的钙盐沉积到牙齿表面形成牙结石，口腔卫生差，或唾液碱性程度高的人容易沉积牙结石，而且越积越多、越积越厚。从表面上看，好像可以起到固定牙齿的作用，这是一种错觉。实际上，它可以直接压迫和刺激牙龈充血，引起牙龈炎，并且牙石表面很粗糙，含有很多细菌的菌斑会黏附在牙结石的表面，引起牙龈和牙周组织发炎。甚

者，牙周炎可导致牙龈萎缩，牙根外露，如果牙结石沉积在龈下，则会刺激牙龈出血、化脓，使牙周病恶化。

牙结石一般很坚硬，刷牙无法去除，必须由口腔专业人员洗牙。洗牙即牙周洁治，是用专门的器械将附着在牙面上的结石去除干净，再将牙面抛光，使牙菌斑不易附着于牙面。洗牙不仅能够清洁牙齿，还可以预防或治疗牙周炎，这种做法不会对牙齿造成损害，大家可以放心。因此，在一些发达国家，很多人常规间隔半年就要去医院做一次牙周洁治。

如果十几年，甚或几十年从未洗过牙，牙龈已经红肿、发炎、萎缩，甚至牙根外露，第一次去除牙结石之后，会感到牙缝变大，牙根外露，牙龈萎缩了。这是多年不洗牙造成的后果，而不是洗牙的后果，如果及时洗牙，就不会有这种情况出现。

正确的原则：定期洗牙。当然，前提是要去正规的口腔医院，由专业人员进行规范操作。

07 “牙龈出血要停止刷牙，等好了再刷”的误区

“牙龈出血要停止刷牙，等好了再刷”，这是又一个误区。一般情况下，牙龈出血常见于牙周炎的早期——牙龈炎。由于患者不经常刷牙，或刷牙的方法不正确，在牙龈边缘的地方出现牙结石。牙结石是一种坚硬的石灰样物

质，对牙龈有刺激作用，会引起牙龈发炎、肿胀、充血，轻者在刷牙、吮吸、咬硬物或剔牙时牙龈出血，重者在轻微刺激或无刺激时也会牙龈出血。

牙龈出血要去口腔医院就诊，但是不能停止刷牙，可以改用软毛牙刷，更加仔细地刷牙，去除牙菌斑，按摩牙龈。也可使用中草药牙膏，或用一些功效含漱液漱口，有利于牙龈炎早日康复。

正确的原则：牙龈出血，提示牙龈炎，应及时前往口腔医院就诊，同时可改用软毛牙刷，更加认真地刷牙，去除牙菌斑。

08 “智齿不该拔”的误区

正常情况下，人体有 32 颗恒牙，其中 28 颗在青春期前已经萌出，而上、下、左、右最后一颗牙齿要在成年以后才萌出，称为智齿。人类在长期的演化过程中，由于吃的食物越来越软化，颌骨的发育是有所退化的，由于下颌骨的长度不足，最后萌出的智齿可能没有足够的位置，难以在正常的位置萌出，就可能长歪，或者长不出来，医生称之为“阻生智齿”。

阻生智齿的牙冠经常是一部分露出在外面，另一部分由牙龈包着，形成一个盲袋，食物可以在这个盲袋里沉积，细菌可以在盲袋里生长繁殖，因此很容易引起智齿牙冠周围炎，简称冠周炎，这是年轻人牙齿肿痛最常见的原因之一。除此之外，长歪的智齿还可能影响它前面的第二磨牙，引起第二磨牙龋病。因此，最好将阻生的智齿拔除。有的朋友会担心拔除这个智齿以后，前面的牙齿会不会倒。因为智齿是最后一颗牙齿，拔了以后前面的牙齿并不会倒，也没有必要镶牙。但是，如果智齿的位置是正确的，能够正常萌出，就不需要拔除。

正确的原则：阻生的智齿是引起口腔炎症和龋齿的一大隐患，最好将它拔除。

09 “看牙病贪图便宜”的误区

在口腔医院可能会碰到一些在江湖游医那里看过牙病的患者，诉说自己补的牙齿还没过 2 个月就开始疼，甚至又掉了，问其原因大多都是贪图便宜，不考虑医疗条件、医生技术，加上传统观念的影响，认为牙病不是大事，往往补牙和修复都是草草了事，也不重视消毒等规范操作，最终导致口腔问题更加严重。

如果一个人在每半年一次的保健检查中发现了一个初起的小龋洞，那么填充修复这个初起小龋洞的费用仅为 30~90 元（视消耗填充材料多少而定）。而且只需治疗一次，个人所承受的痛苦也相对较小。如果任由这个牙洞继续发展，等小龋洞长大，严重到影响牙神经，引起轻微疼痛的程度，医治的费用就要增加到四五百元。假如那时，龋洞已发展到破坏牙髓的程度，加上根管治疗的费用，甚至会高达两三千元以上。而且对于这样的“大烂牙”，需要多次就诊治疗。

牙齿的疼痛大致分为牙髓的疼痛和牙根尖的疼痛两类，根据病情，治疗方法有根管治疗、塑化治疗、空管治疗等。其中根管治疗是目前国际上最流行、治疗牙髓病最彻底、效果最好的方法，也是最体现口腔医生技术的方法。其他的治疗方法都有其历史原因，据调查目前在乡村还有很多医生在用，优点是操作简便，成本少，技术含量低，自然价格也低，一般为 50~100 元之间；而缺点是复发疼痛及其后果很严重，会造成牙根吸收、慢性根尖炎等。根管治疗因其操作细致彻底，对技术和材料的要求都较高，所以做一颗牙齿的正规根管治疗术最低费用在 1500 元左右，另外治疗前后还要进行拍片来确保根充效果。少数选择进口材料价格会稍高一些，还要看患者的个人要求等。

正确的原则：看牙病千万不要贪图便宜，一定要选择正规口腔医院，确保医疗质量和安全。

10 “看牙必须找专家”的误区

有些患者，很小的一点问题也要排队去找专家，其实是没有必要的。如拔牙，一个很松动的牙拔起来难度不大，不一定非要找专家。另外，口腔医学在非专业人士眼里是一个科，实际上口腔医学内有很多个专业，各个专业的诊断、治疗手段差异很大，不同的专家有各自擅长的领域。因此，我们在选择专家时，首先要对口腔医学的各个专业分科有大致的了解，这样才能更清楚自己需要找擅长哪个领域的专家。

正确的原则：得了口腔疾病，及时就诊，小问题不一定非要寻找大专家。同时，初步了解口腔医学的各个专业，如果病情较复杂，可合理选择不同领域的专家。

11 “拍摄 X 线片有危害”的误区

拍牙片是口腔疾病检查、诊断的基本方法，因为口腔医生无法直接看到牙齿根部，必须借助 X 线检查来了解牙齿根部的病理变化。就牙痛而言，如果破坏牙神经，需要做根管治疗，则 X 线片至少需要拍三次。第一次拍片是用来判断是根尖炎还是囊肿等，是否需要接受根管治疗；第二次是做根管预备，检查材料长度是否合适；第三次是做完以后看填充物做得好不好。如果坏了两颗以上的牙齿，而两颗牙齿之间有三颗牙的距离，则需拍六张片……如此加倍。

如果儿童乳牙长得不齐，口腔医生一般可以通过 X 线片来确定乳牙和恒牙的相对位置，以帮助诊断乳牙是否能自行脱落，是否需要拔除。做牙齿矫正手术时，按照正规要求，矫正前要拍摄口腔曲面断层全景片，以检查骨骼和牙齿的发育情况，也可对比以后的矫正效果。有了对照，矫正的优劣便一目了然。拍牙片在口腔诊断中不可或缺，依靠它，口腔医生才能准确了解病情，进行相应的治疗和修复。

看口腔疾病往往无法避免要拍牙片，然而不少患者对反复接受X线照射心存恐惧。事实上，用于牙科诊断的放射剂量属于“微量”，拍牙片是拍胸片剂量的五十分之一。胸片X线毫安数一般为100mA，而拍牙片目前只需7mA就足够，如果使用数字化牙片进行口腔检查，则只需3~4mA，仅相当于对着电脑屏幕一天所受的辐射量，但孕妇、儿童在拍X线片时，建议最好穿“铅衣铅裙”以保证绝对安全。为了对患者作出全面准确的诊断，医生须耐心详细地与患者进行沟通，告诉患者拍摄X线片的必要性和安全性。

正确的原则：拍摄X线片是牙科诊断的必要方法，现在的牙科放射设备对人体几乎不会造成任何危害，但孕妇、儿童在拍X线片时，最好穿“铅衣铅裙”以保证绝对安全。

12 “补牙太痛苦，能拖就拖”的误区

目前补牙可以进行局部麻醉，对患者无副作用，而且可以大大缓解补牙时磨牙带来的痛苦。另外，注射麻醉剂用的针头也比较细，而且是高压注射，有的患者只是会感到轻微的不适。若“龋齿”长期无法得到有效治疗，导致

牙神经发炎或坏死，则需要进行根管治疗。根管治疗是一项复杂的工作，通常来说，前牙需要 2~3 次复诊，后牙需要 3~4 次复诊才能够完成。出现龋齿要积极治疗，即使是牙髓炎、根尖周炎，经过完善的根管治疗也是可以痊愈的。而且治疗越早，效果越好，费用越低。

正确的原则：如果需要补牙，应尽早进行，不要拖延。

13 “成年人牙齿不齐不能矫治”的误区

有的人认为，牙齿正畸是青少年的项目，成年人即使牙齿不齐也不能矫治。虽然牙齿矫治的主要对象是青少年，但只要牙齿健康，正畸治疗是没有年龄限制的。现代正畸技术已发展为一项非常成熟的技术，它已经突破年龄的限制，只要牙周良好，或早期牙周炎经治疗后稳定，都可以进行正畸治疗。只是成年人因颌骨发育已经定型，疗程比儿童长一些。成人牙齿正畸只要经过医生详细检查、分析，作出明确诊断，选择适当的正畸方法进行矫治，效果也很好。有些骨性畸形的患者配合外科正畸手术治疗，亦能收到比较满意的效果。经过长期实践证明，只要选择有经验的正畸医生进行规范的操作，成人正畸也能够达到理想的效果，而且是很安全的。

现代正畸治疗采取简单有效的隐形矫正方法，可大大降低患者由于佩戴繁琐的辅助装置引起的不适感，使治疗变得轻松很多。同时，有多种美观的矫正器可供选择，如陶瓷托槽、舌侧托槽、隐形矫正器等，戴上后别人不易察觉，对生活和工作无太大妨碍。尤其是隐形矫正，借助近乎无法察觉的透明牙托来完成整个矫正疗程，美观、舒适、时间短、清洁方便，非常适合对美观要求较高的成年人。

正确的原则：选择正规的口腔医院就诊，只要符合适应证，选择适当的矫治方式，成人正畸也能够达到理想的效果。

14 “麻醉会影响儿童智力”的误区

有的人认为“麻醉会影响儿童智力”，宁愿让自己的孩子忍痛治牙，也不同意医生适当麻醉。

脑细胞的活动必须有充足的氧气与糖原，如果有呼吸、循环障碍就会造成脑细胞缺氧，倘若脑细胞停止供氧5~8分钟，就会严重影响脑细胞的代谢，影响脑功能，甚至造成难以挽回的后果。儿童常用的牙科麻醉方法是局部麻醉，这种麻醉只阻碍神经纤维或神经干的传导，起到局部麻醉作用，麻醉过程中神志清楚，并不会影响智力。而全身麻醉是吸入麻醉药或静脉注入麻醉药，抑制大脑皮质，使患儿暂时失去知觉，在其无痛觉安睡的情况下完成各项牙科手术。全身麻醉过程中，患儿的呼吸由机器监控，供氧得到保障，一切生命指标，如血压、心跳均在正常范围，不影响呼吸及循环功能，不会引起脑缺氧。在全身麻醉过程中，虽然患儿失去意识，但麻醉过后，患儿逐渐清醒，一切恢复正常，如同睡了一觉醒来，对儿童智力没有影响。

正确的原则：提倡适当麻醉，无痛治牙。曾有人对这些儿童手术前后做智能测试对比，发现动手术前后的智商并无明显差别。接受麻醉后手术的儿童，记忆力正常，学习成绩并无下降，所以家长们对牙科手术麻醉的顾虑是没有必要的。

常见病因

01 牙菌斑

02 牙结石

03 不良修复体

04 吸烟

口腔是一个非常复杂的生态环境，口腔内的温度及湿度适宜于多种微生物生长繁殖，而口腔中的唾液分泌、食物和药物的相互作用等都会影响口腔酸碱度，从而对口腔中微生物的生长发育及菌系平衡产生影响。而且在不同年龄和不同疾病的患者中，口腔内环境状况也会存在差异。成人口腔中寄居大量细菌，在身体健康时并不致病，若机体防御功能下降，便有可能引起疾病。牙菌斑、牙结石、不良修复体、吸烟是影响口腔健康的四个主要病因。

大多数的口腔疾病为慢性疾病，缓慢而长期地影响口腔功能，影响口腔健康与全身健康。龋病、牙周疾病、牙颌畸形、牙齿缺失是口腔四大常见病，由于口腔疾病具有广泛性，而且龋病和牙列缺失、缺损具有不可自愈性，必须人工医疗修复，才能恢复形态与功能，因而口腔医疗将给人类带来极大的社会经济负担。口腔疾病早期治疗较易，效果好，可是大多数人早期症状不明显，不知道自己是否已患有口腔疾病，也容易被忽视。一旦出现显著症状，如明显疼痛或肿胀等，才到医院就诊，往往病情已经十分严重，多数已经发展到晚期。不仅治疗方法复杂，效果有限，而且有碍身体健康。因此，帮助人们认识牙菌斑、牙结石、不良修复体、吸烟对口腔健康的危害，能预防一部分口腔疾病的发生，或及时发现和早期治疗口腔疾病，防止病情进展，这对保障口腔健康具有十分重要的意义。

01 牙菌斑

牙菌斑是附着于牙面的以细菌为主体的生态系。牙菌斑的生态学极其复杂，细菌不断生长发育，其中进行着复杂的物质代谢，细菌的共栖、竞争和拮抗在菌斑的组成和性质等方面起重要作用。牙菌斑既是龋病的病因，又是牙周病的病因，但引起龋病和牙周病的菌斑性质不同，它们作用的组织和所处的环境也不同。致龋的主要是产酸耐酸的变形链球菌和乳酸杆菌等，其使牙体组织脱矿，有机物分解；致牙周病的主要是产生毒素、酶等代谢产物的厌氧菌，其损害牙周组织。

牙菌斑是由唾液中的蛋白成分、细菌、食物残渣和口腔黏膜脱落的上皮细胞等构成的，是一种紧密附着在牙齿表面的膜状物。牙菌斑由基质和细菌细胞构成。基质中水分占 80%，固体占 20%。在固体部分中细菌和唾液蛋白占 50%，碳水化合物占 13%~18%，脂肪占 10%~14%。此外，牙菌斑中还含有一些无机成分，如钙、磷等。牙菌斑可以在所有牙面形成，具有黏性，一般清洁措施，如漱口、冲洗无法将其去除，它不是细菌在牙面的偶然聚集，而是连续的阶段性沉积物。

根据牙菌斑所在部位，可将其分为龈上菌斑和龈下菌斑。龈上菌斑位于龈缘上方，在牙周组织健康的情况下，革兰阳性菌占 61.5%；龈下菌斑位于龈缘下方，以革兰阴性菌为主，占 52.2%。龈上菌斑主要与龋病的发生有关，龈下菌斑则与牙周病关系密切。

牙菌斑易于在牙面的非自洁区聚集，尤其是能避开咀嚼和唇舌运动的区域，如牙邻面、龈缘等部位。牙菌斑量可以通过临床检查进行直接评价，检查牙菌斑时应先对牙面进行冲洗，以去除食物碎片，为了增加视觉效果，可以涂菌斑染色剂，常用的染色剂有复红、碱性品红、绿色染料、荧光染料等，菌斑量的计算采用菌斑指数计量。研究表明，菌斑与龋病和牙周病的发生有密切的关系。

02 牙结石

口腔是一个复杂的生态环境。外界空气、水及食物中的细菌不断进入口腔，一部分停留在口腔内，一部分随吞咽被排出。口腔内的温度、湿度和复杂的结构都为细菌的生长繁殖提供了适宜的条件。因此，口腔中可培养出多种微生物。进入口腔的细菌，要成为口腔菌群中的一种，必须先在口腔内定居。唾液中的糖蛋白可在牙面上形成一层 1~15μm 厚的薄膜（称为获得性膜），使细菌附着成为可能。一旦牙面获得性膜形成，仅在数分钟内便有细菌附上去，层层沉积。这种细菌性沉积物，称为菌斑，它为牙结石的形成提供了必不可少的矿化核心，而牙结石形成所需的无机盐成分则来源于唾液。唾液中所含的钙、磷等矿物盐呈过饱和状态，当唾液流出导管口，进入口腔后，所含的二氧化碳张力降低一半。一氧化碳逸出，唾液 pH 升高，钙磷离子即从过饱和状态中析出，沉积在核心的周围。在矿物盐沉积的同时，居于核心中的细菌也逐渐矿化，久而久之，便形成硬化的牙结石。

牙结石是钙化的菌斑，附着在牙面上，可分为龈上牙结石和龈下牙结石。显微镜下，牙结石呈层板状结构，中心是各种形状的结晶体，而表面永远覆盖着一层尚未矿化的菌斑。实验表明，在无菌状态下，单纯粗糙的牙结石表面，对牙龈的机械刺激，并不引起牙龈明显的炎症。但长期积压的食物嵌塞，牙结石对牙周组织的危害主要在于它构成了菌斑附着、滋生的良好部位。此外，牙结石的存在会妨碍口腔卫生，促使菌斑更多地形成。牙结石本身也容易吸附更多的细菌毒素，对软组织造成刺激，使牙龈充血、水肿，刷牙时出血。

龈下牙结石对牙周组织刺激最重，而刷牙又无法去除，必须用专门的洁治法去除，也可用根面平整术去除龈下牙结石和坏死的根面牙骨质。此外，咬合创伤也与牙周病有关，咬合关系不平衡，会产生过大的创伤性的力，使牙周组织难以耐受，引起牙周组织的破坏。设计不当的假牙，也会使支持它的牙齿松动。牙周病到了晚期，牙根大部分暴露，留在牙槽内的牙根变短，此时咀嚼任何食物都可引起牙周组织的创伤，加速牙齿的脱落。

03 不良修复体

不良修复体和托牙是牙龈炎症、牙周破坏和基牙龋病的常见原因，不良修复体也可损伤牙周组织和牙体组织。修复体和部分托牙所具有的特点，如从牙周病和龋病观点来看，是很重要的，如边缘、外形、咬合、材料和活动部分义齿的设计，它们在牙周病病因与牙齿健康方面都起着一定的作用。

悬突边缘对菌斑积聚和细菌增殖而言是一个理想的场所。研究表明，75% 的修复体都有边缘缺陷，其中 55% 的边缘等于或超过 2mm，在边缘缺陷和齿槽骨吸收高度降低之间有非常显著的统计学关系。修复体龈下边缘与牙龈炎症呈正相关，甚至是高质量的修复体，假如置于龈下，也能使菌斑积聚形成牙龈炎症和牙体颈部龋坏。

研究表明，牙冠外形和牙龈健康之间存在一定的关系，外形凸度过大的牙冠和修复体，容易使菌斑积聚，并可能妨碍颊、唇和舌的自洁作用。

不适当或不正确的邻面接触，以及咬合边缘嵴和发育沟窝正常的保护性解剖得不到恢复，都可导致食物嵌塞，不能建立良好的邻面间隙，可导致刺激物的积聚。修复体与口腔颌型不一致，可导致咬合紊乱，从而对牙周支持组织带来损害。

修复材料本身对牙周组织是不致损的，自凝塑胶可能是例外。修复材料保持菌斑的能力各异。在修复材料上形成的菌斑成分是相同的，只有在硅酸盐材料上的形成例外，在各种修复体边缘形成的菌斑与在相邻牙面形成的菌斑是相同的。

部分义齿戴入后，可出现基牙动度增加及牙龈炎、牙周袋的形成。活动义齿的部位及口腔卫生与邻牙邻面龋的发生有直接关系，不良修复体影响了口腔的自洁能力，形成新的滞留区，为食物残渣的滞留、菌斑的附着提供了条件。

04 吸烟

烟草中含有多种有毒物质，如尼古丁、烟焦油、砷、亚硝酸，甚至含有一些放射性物质和强烈的致癌物质，科学家已经提出了科学证据证明吸烟对人体有害。关于吸烟与口腔疾病的关系，人们通常会想到口腔烟臭和牙齿烟斑，现代研究表明，吸烟还可以引起或加重牙周疾病，其与口腔白斑关系密切，亦是口腔癌变的危险因素。此外，牙周病的发生、龋齿的形成、种植牙成功率等也会受到吸烟的影响。吸烟者比不吸烟者存在着更多的口腔健康问题，不过，只要能及早停止吸烟，就可避免或减少这些问题。

吸烟会影响局部的血液循环，影响体液免疫、细胞免疫和炎症过程，尤其是削弱口腔中性粒细胞的趋化和吞噬功能。许多研究表明，吸烟不仅改变中性粒细胞的功能，而且减少血清 IgG、IgM 和 sIgA。吸烟降低局部氧张力，有利于某些致病菌的生长，吸烟者龈下菌斑中的伴放线杆菌、牙龈卟啉菌、福赛类杆菌的检出率明显高出非吸烟者。吸烟者口腔卫生一般较差，牙面菌斑堆积多，牙石形成增加、舌侧龈退缩。吸烟抑制成纤维细胞的生长并使其不易附着于根面，影响创口愈合，还抑制成骨细胞，导致骨质疏松。研究表明，口腔癌与吸烟有关。世界上不同地区和民族吸烟方式不同，主要有以下几种：纸烟、烟斗、雪茄、倒吸烟、嚼烟、鼻烟等，口腔癌的发病率和发病部位与吸烟量和吸烟方式有直接关系。

去除病因是预防口腔疾病的最好方法。建议停止吸烟或减少到最低限度，这是现实可行的最重要的预防措施。另外，培训社区卫生中心的工作人员，使他们能够检查居民的口腔状况以早期发现病变，并请求必要的会诊以便作出诊断和治疗。还可以对人群进行有关烟草危害和戒烟的教育，对教师进行健康教育，使他们能教育孩子们远离烟草。除定期普查和适当的保健措施外，最重要的预防措施就是对群众和保健工作者进行宣教。应使人们认识到烟草与口腔疾病之间有很密切的关系，鼓励人们戒掉这种不良习惯。对患者的宣教是预防口腔疾病发生的关键，让患者了解口腔疾病发生的危险因素和预防方法，这是预防口腔疾病的主要途径。

口腔医师在社区控烟方面发挥重要作用，认识吸烟对口腔健康的影响和危害，劝阻每一名口腔医院就诊者控烟戒烟也是口腔医师的责任。

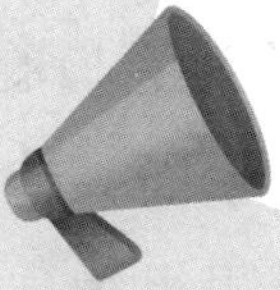

常见症状

01 牙龈出血

02 口臭

03 牙齿敏感症

04 食物嵌塞

05 牙痛

……

01 牙龈出血

牙龈出血是口腔疾病常见的症状。一般情况下，牙龈出血常见于牙周炎的早期——牙龈炎。牙龈出血不仅见于口腔疾病，它还可能提示全身其他系统的疾病，如白血病、放射性疾病、自身免疫性疾病等。有不少人在刷牙、吐口水或压迫牙龈时，会有牙龈出血的情况。

一般情况下，由于患者不注意口腔卫生，不经常或不定期刷牙，食物碎屑堆积在牙面，造成细菌寄生，日久则形成菌斑，牙菌斑刺激牙龈组织，特别是龈缘，使牙龈发炎红肿，而易出血。当维生素C又称抗坏血酸缺乏时，可患坏血病，口腔出血明显，同时可见皮肤及内脏出血。在全身出血之前，可见牙龈先出血。牙龈肿胀，稍按压即出血，牙龈呈暗紫色，且伴有口臭。其次，当维生素A缺乏时，常发生牙龈炎、牙周炎，导致牙龈出血。另外，牙龈出血亦可见于血液病。①红细胞增多症：患此病后牙龈特别红，有自发性出血，牙龈及唇黏膜处偶尔有瘀血点，牙龈水肿。②白血病：白血病最易侵犯的是牙龈组织，其主要表现为牙龈增生、肥大、水肿，牙龈及口腔黏膜出血，常为自发性出血。③血小板减少性紫癜：周围血中血小板数目减少，多见于女性，牙龈及口腔黏膜自发性出血，刷牙、吮吸、外伤时出血加重。④血友病：是与性别相关的遗传性疾病，主要表现为凝血障碍，多见于男性。出血症状可从婴儿或儿童时期开始，持续终生，见于牙龈、唇、舌、关节及四肢皮下出血，出血时间长，可持续数小时。⑤再生障碍性贫血：骨髓功能受抑制，造血功能衰竭，多见牙龈出血。

牙龈出血主要应针对出血原因进行治疗。牙龈炎、菌斑造成的牙龈出血，应采用正确的刷牙方法，每日至少刷牙 2 次。注意口腔卫生，可防止牙龈出血。维生素缺乏引起的牙龈出血应多吃新鲜蔬菜、水果，补充维生素 A 和维生素 C 可改善出血。血液病所引起的牙龈出血，应寻求专科治疗。

02 口臭

口臭是指呼吸时散发出异味的一种症状，分为广义的口臭和狭义的口臭。口臭本身不是病名，而是许多疾病的一种表征。有口臭的人自己往往闻不出来，因为鼻子在几分钟内就会适应自己的气味。

口臭是一种常见的现象。美国牙科学会（ADA）曾有调查显示，92% 的牙科医生遇到过因口臭而求治的患者，将近 50% 的牙科医生每周都会遇到 6 个以上的口臭患者。在更广泛的社会调查中，将近 65% 的人曾经有口臭的经历。男性的口臭发病率明显高于女性，但女性就诊者大大多于男性。许多口臭患者都为此而感到苦恼，到处求医而不得其法。

近年来，随着人们生活水平的日益提高，口腔卫生成为影响人们日常学习、生活、工作和交流的重要因素，口臭也成为大众及牙科医生关注的问题，以口臭为主诉的患者群体明显增加。即便从护理工作方面来看是不值一提的小症状，但对患者而言却是影响其社会生存的大问题。

虽说口臭涉及多种疾病，但其中最常见的就是口腔本身的问题。口臭与个人的生活卫生习惯密切相关，同时男性吸烟和饮酒的比例大于女性，烟酒的刺激使牙周组织发生病变，口腔微生态发生改变；而吸毒者全身免疫力低下，菌群紊乱，使得牙周致病菌大量生长繁殖，菌斑内微生物之间以及机体与菌斑之间相互作用而产生口臭。研究人员曾应用气相色谱仪分析了口臭患者口腔气体中的各种成分，发现口臭主要与挥发性硫化物有关，其中主要是硫化氢和甲硫醇。

口臭产生的原因主要包括以下几个方面。

口腔卫生问题

不刷牙、不漱口，或刷牙不认真的人，口腔内食物残渣长期积存，在细菌的作用下发酵腐败分解，产生吲哚硫氢基及胺类等物质，发出一种腐烂的恶臭。有些戴假牙的人不注意假牙的清洁，口腔内也会有气味，这是最常见的口臭原因。

口腔疾病

龋坏的牙齿中的腐物、牙周疾病使牙龈经常处于炎症状态，脓肿出血，溃烂流脓，也易产生一种腐败的恶臭气味。

全身性疾病

有些口臭是由身体其他部位的疾病引起，如消化不良、化脓性支气管炎、肺脓肿等，都会经呼吸道排出臭味，表现为口臭。此外，邻近器官的疾病，如鼻咽部及鼻腔疾病（如化脓性上颌窦炎、萎缩性鼻炎等），也可导致口臭。

特殊饮食癖好

有人特别爱食用大蒜、大葱等，口、胃中都会有令人不快的气味。

口臭的防治，首先要养成良好的卫生习惯，及时清除口腔中的腐败物，确保口腔清洁；其次，要定期进行全面的体格检查，及时发现口腔疾病、全身性疾病并早期治疗。明确病因，口臭是可以减轻或消除的。

根治牙周袋，改善口腔卫生，治疗龋齿，恢复牙间接触点，全口洁治，拔除不能修复的牙齿，以及矫正其他缺陷，每天早晚坚持刷牙，饭后漱口，以尽可能地减少食物残渣的积聚和腐败，减少唾液停滞，减少蛋白质的分解产物，这样可以治疗大部分的口臭。研究发现，彻底的口腔治疗能清除口臭的主要来源。

刷牙不但能够清除牙垢和食物碎屑，并且可以冲淡口腔内细菌的浓度。牙膏内含有水果香、留兰香和薄荷脑等香料，使口腔内留有芳香、清凉和舒适的感觉，所以刷牙可以暂时地减轻口臭，尤其对因食物碎屑残留在口腔内腐败所产生的口臭效果更好。事实证明，刷牙后口臭一般都可显著减少，对于较轻微的口臭，通过刷牙解除口臭的效果可以维持 2~4 小时之久。

咀嚼橡皮糖或吸入薄荷是一种解决的办法。吸入薄荷会增加唾液的流量，因此从某种程度上可促进食物残渣的去除，以及减少唾液停滞和腐败。咀嚼橡皮糖，使咀嚼肌、舌、颊运动，并增加唾液的流量，因此，也有助于去除食物残渣，增加口腔的自洁作用。然而，这并没有解决引起口臭的基本因素。漱口、芳香牙膏、口腔薄荷喷雾只能暂时遮掩口臭。

有些人身体健康，并无口腔疾患，但也有口臭。研究发现，在人舌后部细小的指状绒毛中，生存有大量的可产生硫化物臭味的细菌，用一般刷牙漱口的方法，无法清除这些细菌，因此，建议在刷牙之后，用牙刷轻轻地刷一刷舌头，有助于去除口臭。用餐结束后，刷刷牙齿、舌头，同时可使用牙线剔除牙缝里的肉屑、菜渣，清除牙缝的污垢。另外，最好每个月换新牙刷，防止牙刷上细菌的累积。

03 牙齿敏感症

牙齿敏感症俗称“倒牙”，中医学称其为“齿齼”“齿酸”“齿寒”等，是牙齿受到温度（冷、热）、化学（酸、甜）和机械（刷牙、咬硬东西）刺激时感觉酸软疼痛的一种症状，它不是单独的一种病，而是各种牙体缺损或暴露时共有的症状。由于磨耗、外伤或刷牙不当引起楔状缺损等，使牙釉质缺损，牙本质暴露，外界刺激通过牙本质和造牙本质细胞的胞质突起传导，产生敏感症状；或因某些全身性疾病，如神经症、长期失眠，或月经期、妊娠期等，全身的应激性增高，神经末梢的敏感性增强，即使牙本质没有暴露，也会感到全口牙齿极度敏感不适。在口腔颌面部大剂量放射治疗后，牙齿普遍脱钙变软，牙颈部极其敏感，也可出现牙本质敏感症，主要表现为对冷热、酸甜、机械刺激（咬硬东西）敏感，牙齿酸软，疼痛。当这些刺激去除后，疼痛立即消失，没有自发疼痛，用探针检查可在牙面上找出一个或数个敏感点或酸感区。

导致牙本质敏感症的主要因素：①牙本质暴露（存在病损），通常由于牙釉质缺损或牙龈退缩而致；②牙本质小管在口腔和牙髓两面开放（病损形成）；③牙齿受到刺激（冷、热、酸、机械刺激等）。牙本质敏感症的发生是磨损、酸蚀、釉质内碎等联合作用的结果，进程相对缓慢但持续进展，早期很难发现。除了洁牙术和牙周手术所引起的敏感有医源性因素外，大多数牙本质敏感症都与患者自身因素有关，因此，病因的排除主要针对患者内源性和外源性因素。

在任何可能的情况下，必须首先消除或改变易感因素。较轻的牙齿敏感症，可以咀嚼茶叶或核桃仁，其内含有鞣酸，具有收敛作用，尤其对牙面过敏区可以起到一定的脱敏效果，或用生大蒜在牙齿敏感区摩擦 2~3 分钟也可起到一定作用，因为其中有蒜辣素等，能降低牙齿的感受性。较重的牙齿敏感症可到医院进行脱敏治疗，治疗方法有含氟涂膜、氟离子导入、药物贴敷、含氟漱口剂等。脱敏牙膏被认为是最普通、首选推荐以及适合患者自我使用的一种脱敏方法。以硝酸钾作为脱敏成分的牙膏是市场上常见的脱敏牙膏，硝酸钾能够渗入到牙本质小管中使神经去极化，钾离子能够阻断神经细胞间突触，从而减低神经疼痛传导和激发。

敏感症状中等严重时，有学者推荐在长期使用脱敏牙膏的基础上应用含高浓度氟化亚锡的含氟涂料，或使用非创伤性的或创伤性较小的处理措施，如用玻璃离子、树脂封闭剂或黏合剂修复等；在敏感症状严重且组织破坏亦严重时，推荐冠修复，这样可以避免失活牙髓。平时应注意口腔卫生，掌握正确的刷牙方法，用刷毛较软的保健牙刷，以防形成楔状缺损而发展为牙齿敏感症。咬合关系不正常则应及时调颌，有夜磨牙症的患者应佩戴颌垫，从而防止合面过度磨损。

04 食物嵌塞

在咀嚼过程中，由于各种原因，食物碎块或纤维被咬合压力楔入相邻牙齿的间隙内，称为食物嵌塞。由于嵌塞的机械作用和细菌作用，除引起牙龈组织的炎症及出血外，还可引起牙龈退缩、急性牙周膜炎、牙龈脓肿、牙槽骨吸收、邻面龋、根面龋和口腔异味等。

本症多见于牙周炎或老年人。正常情况下，牙齿与牙齿之间紧密接触，不会发生食物嵌塞。其发生是由于牙齿与牙齿之间的接触关系发生了改变，相邻牙齿发生改变，常见原因：①邻面龋坏，破坏了接触区和边缘嵴。②充填物缺损。③重度磨耗，边缘嵴缺损。④牙齿长期缺失，没有及时做假牙，使缺牙区两侧牙齿移位，牙间隙增宽。⑤牙周炎的牙齿松动、移位。⑥外伤性牙齿缺损。⑦牙齿排列紊乱。⑧无对颌牙时引起牙齿伸长，常见上颌第三磨牙伸长。

食物被强力楔入，正常时是可被邻面接触的完整位置——边缘嵴和发育沟窝的外廓，以及颊侧和舌侧面的外廓阻止的。一个完整牢固的邻面接触关系，能够阻止食物在邻牙间隙的楔入，接触点的位置在防护组织受食物嵌塞的损伤方面也很重要。邻面接触的最佳颊－舌位置是在牙齿近远中最大直径上，靠近于边缘嵴。接触点接近于颌平面，可以减少在较小的颌侧楔状隙食物嵌塞的倾向。研究表明，牙间隙大于100μm时会引起食物嵌塞，随着年龄的增大，牙龈萎缩，牙间隙相对增大，失去接触或邻面关系不良，则有助于食物嵌塞。

由边缘嵴和合面发育沟窝构成的合面外廓正常时有使食物偏离邻面间隙的功能，当牙齿磨损使合面变平，其正常的凸度消失，对颌牙尖楔入牙间隙的作用即加重，从而造成食物嵌塞。能强行将食物楔入牙间隙的牙尖称为杵状牙尖，杵状牙尖可发生于上面提到的磨损等。

前牙覆颌过大是食物嵌塞的常见原因。食物被强力楔入下颌前牙唇面和上颌前牙舌面的牙龈，可造成不同程度的牙周病损。由前牙覆颌过大造成的下颌前牙区牙龈改变容易查见，但是除非很严重，上颌舌面的食物嵌塞往往被忽略。应当着重指出，由舌侧食物嵌塞引起的炎症可以扩展到相邻接的颊侧龈缘。当考虑上颌前牙区的牙龈病的原因时，舌侧食物嵌塞可能是一种促进因素，这一点必须予以查明。

除由颌力造成的食物嵌塞外，唇、颊和舌的侧压力也可将食物压入邻面间隙，这更容易发生于因牙周病的组织破坏或龈退缩将楔状隙扩大的情况，咀嚼时将食物压入这种间隙即停滞于此，故而造成嵌塞。

食物嵌塞可见于牙周疾病，并能加重原先的病变，以下为伴发于食物嵌塞的临床表现：有压迫感和急于将嵌塞物自牙间掏出的紧迫感；有自颌骨深部放散的模糊痛；有出血和异味的牙龈炎症；牙龈退缩；牙周脓肿的形成；牙周膜有不同程度的受累；同时有牙齿浮升，咬合时有早接触和叩痛；齿槽骨的破坏；牙根龋坏。

食物嵌塞的治疗是对症处理：邻面龋坏，牙齿充填物缺损可以修复缺损，以解决塞牙。重度磨耗的边缘缺损做保护冠，有假牙时制作宽面颌邻面防嵌器。严重牙周炎有牙槽骨吸收达到牙根的1/2时，应失活去髓并磨短牙齿，制作牙周夹板。无对颌伸长牙，则应拔除。水平食物嵌塞的治疗比较困难。

05 牙痛

口腔疾病可表现为牙齿疼痛或不适，如龋病常表现为遇冷热刺激不适、咬物不适或疼痛；牙髓炎会发生剧烈的自发痛、夜间痛。牙痛是口腔科疾病中最常见的症状之一。许多疾病可引起牙痛，如龋齿、急性牙周炎、急慢性根尖周炎、牙本质敏感、牙齿折裂等。无论是牙齿本身的疾病，或牙周组织以及颌骨的某些疾病，甚至某些神经疾患和全身疾患都可引起牙痛，但其疼痛的性质、范围和时间等有所不同。疼痛是一种主观症状，不同个体对疼痛的敏感性、耐受性等有所不同。

疼痛的性质不同反映了不同病情

根据牙痛的性质，可将其分为自发痛和激发痛。自发痛根据其程度轻重又可分为急性和慢性两种，急性自发痛表现为锐痛、刺痛、跳痛等，例如慢性牙髓炎急性发作、急性尖周炎、牙周脓肿、急性牙周炎、急性龈乳头炎和冠周炎，还有急性上颌窦炎、三叉神经痛和干槽症等。慢性自发痛表现为隐痛、钝痛、木痛等，例如慢性牙髓炎、慢性尖周炎、慢性牙周炎、慢性龈乳头炎和冠周炎等。

激发痛是由各种刺激所引起。最常见的是因温度改变而致的牙痛，牙髓能耐受的温度为 29℃ ~47℃，超过或低于此温度范围时，即可引起深龋、牙齿感觉过敏、牙髓病等，患者有不同程度的牙痛。这是由于冷热刺激直接传导至牙本质、牙髓界。过去认为牙髓病变情况不同时，对冷或热的刺激反应也不同，现在则认为不能据此来区别牙髓病变。激发痛也可由化学刺激，如甜、酸等引起，这是改变牙本质小管内渗透压力所致，而不是刺激直接传导至牙髓的结果，由此可以解释为什么中度龋对化学刺激的反应比深龋更为敏感。机械性刺激，如探入牙本质暴露区时引起的牙痛，是一种楔入的作用，与温度、化学刺激所引起的牙痛机制不同。叩、触、咬合等引起的牙痛，则为牙周膜的反应。此外，有时口腔内两种不同金属修复物接触产生电位差，导致短暂的电击样刺痛，即流电性牙痛。

患者所口述的疼痛性质，往往是病因的线索：①尖锐的刀剜、撕裂或闪电样刺痛，并放射至患侧前额、上颌和下颌，或穿入牙齿、舌的一侧，疼痛发作常有一起点（称为扳机点），表明可能是三叉神经痛或三叉神经分支的反射痛。②局限而持续的穿凿样痛或挤压痛，特别是伴有局部触压痛，常见于额窦、上颌窦疾患，或颌面部组织的局部疾患。③与脉搏同时发生的跳痛，往往是化脓性炎症、血管疾病或高血压所致。④跳痛伴有局部感觉丧失或低下（所谓木痛），常是深部组织病变的症状，如半月神经节肿瘤。⑤烧灼痛多为侵犯神经或血管的激惹性病变。

疼痛的范围因病而异

根据牙痛的范围，可将其分为局限性和放散性疼痛。若疼痛范围局限于病变区，结合物力检查，诊断比较容易；若疼痛呈放射性，如急性牙髓炎，疼痛可沿三叉神经的分布扩散，患者常不能确定牙痛的部位，上颌牙痛可能误指为下颌牙痛，容易造成误诊。

一般来说，深部疼痛的定位比较困难，如牙髓、颌骨内、颞颌关节以及其他深部组织引起的疼痛，常可反射到颌面部表面，可能造成错误定位。而表面疼痛定位较易，可结合其范围、性质、程度以及原因进行定位。

牙痛的范围因病而异。有的疼痛局限在某一颗病牙，如牙周炎、尖周炎等；有的除某一颗病牙疼痛外，还扩散至附近区域，如牙髓病等；有的疼痛，患者分不清来自哪一颗牙，即不能定位；有时患者虽能指明某一颗牙但实际上并非是该牙齿有病变，而是其他牙齿的病变或是邻近器官及其他部位的病变，即所谓反射性痛，例如牙髓病、上颌窦炎、冠心病等。

疼痛的时间不同反映疾病不同性质

牙痛的时间亦因病而异。有的牙痛时间短暂，间歇一段时间后又发作，如牙髓炎等；有的牙痛在遇到刺激时发生，刺激去除后即可很快消退，如深龋等；有的牙痛时间较长，或长期反复发作，或在身体状况不佳时发作，这种常为慢性牙髓炎、慢性牙周病；有的本来剧痛，突然停止，这种往往是牙髓的炎症已发展为坏牙。

不同疾病引起的疼痛，在发作时间上常有区别，如三叉神经痛主要在白天发作，而急性牙髓炎疼痛常在夜间加重。同样是牙痛，有的发作时间很短而间歇时间长（阵发性痛），如急性牙髓炎；有的发作时间很长而间歇时间很短或无间歇期（持续性痛），如急性尖周炎、急性牙周炎。因此，疼痛的时间特点，常可反映不同疾病的过程与性质。

疼痛的程度反映疾病缓急

疼痛程度的强弱可反映病变过程的缓急。急性炎症疼痛比较剧烈，慢性炎症疼痛比较轻微。疼痛程度也因患病部位而异，如骨膜下脓肿，由于局部内压较大、感受器非常丰富，因而疼痛较剧烈；若脓肿穿破骨膜，形成皮下脓肿，则疼痛可缓解。

应注意个体对疼痛刺激的反应性不完全相同。同样疼痛的刺激，有的患者反应强烈而有的患者反应轻微。患者的年龄、性别、精神状态等因素常影响痛阈的高低。

掌握以上四点后，对病变就有了初步的了解，再经过进一步检查，全力找出病源牙齿或其他病变所在，从而得出正确的诊断。

那么牙痛常见于哪些疾病呢?

（1）口腔疾病

①牙体病：常见有龋病、磨损、楔形缺损、釉质发育不全、外伤牙折、牙颈暴露、充填物折裂或脱落、牙隐裂等。

②牙髓、尖周病：一般的龋病或其他牙体病可发展为牙髓病或尖周病，极个别因牙颈部侧支根管引起的牙髓炎不易发现。

③牙周病：最常见的引起牙痛的几种牙周病是牙龈炎、牙周炎、冠周炎。

④外伤：明显的牙折引起牙本质外露或牙髓外露，有的为钝伤、无牙折但根尖部受损、根折，需行X线检查明确诊断。

（2）邻近器官疾病

①上颌窦病变：上颌窦为鼻旁窦之一，位置靠近上牙，当其发生病变时，也可累及牙齿，发生牙痛。

②耳部病变：如常见的外耳道耵聍栓塞、外耳道疖肿、炎症、中耳炎、急性鼓膜炎等均可引起上下颌磨牙痛。

③眼部病变：如屈光不正可致上颌前牙痛，青光眼亦可引起牙痛。

④颈部病变：偶见涎腺结石、颈部肌肉的痉挛、颈部肿物压迫三叉神经引起的疼痛等，均可以出现下颌磨牙疼痛。

（3）全身性疾病

①冠心病：有些心脏病患者发生心绞痛时，心脏的症状不明显，而是出现一侧或上下多颗牙齿同时疼痛。

②高血压：血压升高，引起外周小动脉硬化，而发生痉挛时，可致牙髓出血。牙组织营养不足，出现牙痛。

③三叉神经痛：三叉神经为面部感觉神经。当一侧三叉神经下支发生疼痛时，可见牙痛剧烈难忍，呈跳痛或刺痛。

④流行性感冒：这种病由流感病毒引起，常侵犯呼吸系统。如侵犯口腔黏膜及牙周膜，会出现牙齿阵发性胀痛。

⑤内分泌系统疾患：主要与钙的代谢有关，曾报告与甲状旁腺有关的牙痛病例。另外，糖尿病也经常出现牙痛。

⑥充血性牙痛：月经期、妊娠期、围绝经期，以及子宫、卵巢摘除后，慢性子宫疾患，月经异常等均可出现充血性牙痛。

⑦神经衰弱：部分神经衰弱的患者，其牙神经较一般人更敏感，在受外界刺激时，可发生牙痛。

06 口干症

口干症在临床上并不少见，尤其是老年人发病率更高。由于唾液分泌减少，患者感到口腔干燥，有异物感、烧灼感，在咀嚼食物，特别是较干燥的食物时，不能形成食团而影响吞咽。唾液分泌量少，对牙齿和口腔黏膜的冲刷作用也小，使口腔自洁作用变差。因而，口干症患者的患龋率较高。多数口干症患者的味觉也会受到影响，无法有效地刺激食欲，而且会影响整个消化系统的功能。

口干是口腔内唾液缺乏所引起的一种症状。唾液的产生和分泌受全身、局部、外界和自身各因素的影响。对于老年人而言，任何一个环节受到干扰，均会引起唾液量的减少，从而出现口干症状。因某些药物的副作用或较长时间的张口呼吸，可出现口腔黏膜干燥、脱水，口唇干裂，口腔分泌物附着牢固等。

口腔内唾液分泌的减少，导致局部环境变化，牙体缺乏自洁作用，以及唾液本质具有的抗菌效能下降，而易造成猖獗性龋齿或牙周病。另外，可见口腔黏膜干燥、萎缩，舌质红绛，舌苔减少，舌背出现沟纹，有烧灼感。

患者主诉的口干仅作为一般的诊断依据，还须完善客观检查进一步确诊。常用方法为唾液流率的测定，在相对恒定的条件下，流率低于0.2ml/15min，可诊断为“口干症”，流率介于0.2~0.91ml/15min可称为“唾液减少”。方糖试验也可间接判断口干。将一般食用方糖置于舌背上，观察溶化时间。超过30分钟未完全溶化，可诊断为口干症；小于10分钟完全溶化，则为正常；介于10~30分钟之间溶化，则可能为口干。口干症的主客观检查结果往往不一致，特别是老年患者。能引起口干的原因很多，因此，除了患者的主诉症状外，还应进行多项检查，包括唾液流量的测定，口腔黏膜、舌和牙的变化，必要时应完善全身检查，如血糖测定、免疫系统专科检查等，以明确口干的程度和原因。

常见治疗方法

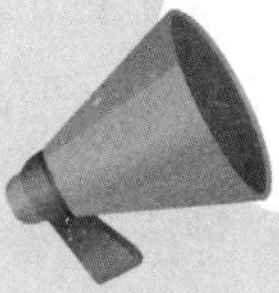

一、补牙

01 龋病是如何发生的

龋病是一种由口腔中多种因素复合作用所导致的牙齿硬组织进行性病损，表现为无机质的脱矿和有机质的分解，随着病程的发展而有色泽变化到形成实质性病损的演变过程。其特点是患病率高。龋病是口腔常见病，也是人类最普遍的疾病之一，世界卫生组织已将其与癌症和心血管疾病并列为人类三大重点防治疾病。

龋病是由多种因素复合作用所致，目前公认的龋病病因学说是“四联因素”学说，主要包括细菌、口腔环境、宿主和时间，其基本点为致龋性食物（特别是蔗糖和精制碳水化合物）紧紧贴附于牙面由唾液蛋白形成的获得性膜上，这种由牙齿表面解剖结构和生化、生物物理特点形成的获得性膜不仅得以牢固地附着于牙面，而且可以在适宜温度下，有足够的时间形成菌斑，在菌斑深层产酸，侵蚀牙齿，使之脱矿，进而破坏有机质，产生龋洞。

细菌是龋病发生的必要条件，一般认为致龋菌有两种类型，一种是产酸菌属，其中主要为变形链球菌、放线菌属和乳杆菌，可使碳水化合物分解产酸，导致牙齿无机质脱矿；另一种是革兰阳性球菌，可破坏有机质，经过长期作用可使牙齿形成龋洞。目前公认的主要致龋菌是变形链球菌，其他还包括放线菌属、乳杆菌等。

牙菌斑与龋病关系密切，电镜观察发现，在牙菌斑下方的釉质表面有许多由球菌产酸引起脱钙而产生的凹痕，菌斑基质向釉柱间渗入，从而形成表层部脱钙，开始激发龋坏。另一方面，如对牙面上附有大量菌斑的实验动物的饮食中，连续给予抗生素，能使其牙面菌斑减少，龋患率降低。上述事实说明，如果能控制牙菌斑，即可在某种程度上控制龋齿。

口腔是牙齿的外环境，与龋病的发生密切相关，其中起主导作用的主要是食物和唾液。食物主要是碳水化合物，既与菌斑基质的形成有关，也是菌斑中细菌的主要能源，细菌能利用碳水化合物（尤其是蔗糖）代谢产生酸，并合成细胞外多糖和细胞内多糖，所产的有机酸有利于产酸和耐酸菌的生长，也有利于牙体硬组织的脱矿，多糖能促进细菌在牙面的黏附和积聚，并在外源性糖缺乏时，提供能量来源。因此，碳水化合物是龋病发生的物质基础。

唾液的量和质发生变化时，均可影响龋患率，临床可见，口干症或有唾液分泌减少的患者龋患率明显增加。颌面部放射治疗患者可因涎腺被破坏而有多个牙龋；另一方面，当唾液中乳酸量增加，或重碳酸盐含量减少时，也有利于龋病的发生。

牙齿是龋病形成过程中的靶器官，牙齿的形态、矿化程度和组织结构与龋病发生有直接关系，如牙齿的窝沟处和矿化不良的牙较易患龋，而矿化程度较好、组织内含氟量适当的牙抗龋力较强；另一方面，牙齿的结构与机体健康有密切关系，尤其是在发育中，机体异常不仅影响到牙齿的发育和结构，而且对唾液的流量、流速及其组成也有很大影响，因而也是龋病发生中的重要环节。龋病的发生有一个较长的过程，从初期龋到临床形成龋洞一般需1.5~2 年，因此即使致龋细菌、适宜的环境和易感宿主同时存在，龋病也不会立即发生，只有上述三个因素同时存在相当长的时间，才可能产生龋坏，所以时间因素在龋病发生中具有重要意义。

02 龋齿有哪些危害

龋齿是人类广泛流行的一种慢性疾病，有着悠久的历史。在 25 万年前人类的头骨上就已经发现有龋齿。当前龋病已成为一个世界性问题。有资料显示，仅在美国就有10 亿颗龋齿尚需治疗。因此，世界卫生组织已将龋齿列为三个重点防治疾病之一。龋齿是在外界各种因素的共同影响下，牙齿本身的牙釉质、牙本质或牙骨质发生的一种进行性破坏的疾病。

当龋病破坏了釉质侵入到牙本质时，患者遇到冷、热、酸、甜刺激时会感到牙齿疼痛，临床检查可见牙齿上有洞形成，呈黑褐色。此阶段若不治疗，龋洞会逐渐加深，累及牙髓，引起牙髓炎，这时可出现自发痛，还可引起同侧头痛，导致患者坐卧不安。若再不治疗，炎症继续向牙根方向发展引起根尖周炎可见牙根部肿痛，牙齿松动、咬痛，牙周流脓，严重者面部肿胀、发热、张口受限，细菌入血甚至可引起菌血症。

龋病及其继发的疾病，在一般情况下，不会危及人们的生命，通常不易受到人们的重视，这样就加重了龋病危害的严重性。尤其在青少年和儿童中，龋齿的发生率是很高的，得了龋齿，会给少年儿童的口腔健康甚至全身健康造成很大危害。

03 为何牙痛特别剧烈

俗话说："牙痛不算病，痛起来要人命。"临床上常有患者讲述晚上牙痛如何厉害，连续吃几片止痛药都不管用，医生检查后，诊断为急性牙髓炎。为什么急性牙髓炎那么痛呢？这是由牙髓的解剖和生理特点决定的：牙髓组织处在一个特殊的环境中，其周围都是坚硬的组织，只有通过狭小的根尖孔与外界联系。一旦牙髓发炎、充血、水肿，没有缓冲的余地，又不容易建立引流，造成炎性渗出物的积聚；又因为牙本质坚硬，缺乏弹性，就会压迫牙髓神经，便可产生剧烈的阵发性疼痛，同时还会放散到同侧上、下颌牙齿及头面部产生疼痛。

牙痛的另一个特点是常在夜间发作，睡眠时因平卧，牙髓充血，压力增大，疼痛加剧，有时随心脏的跳动而引起跳痛，常使患者夜不能寐，坐卧不安，万分痛苦。

简单地说，牙痛特别剧烈的原因：一是牙髓神经丰富、敏感；二是牙髓组织四面都是硬组织，炎症时大量渗出物、脓液无排出通道，“不通则痛”，这是中医学中的一句话，用于解释牙痛为何如此剧烈的问题，再合适不过了。

04 牙痛时怎样应急止痛

牙痛是常见病之一，牙痛发作，常使人束手无策、痛苦不堪。根据多年经验向大家介绍一种自我推拿止牙痛的方法，其法简便易学，见效快。如遇牙痛不妨一试。

取穴：均取患侧。下关：耳屏前约一横指，颧弓与下颌切迹之间的凹陷中。合口有孔，张口即闭。颊车：咬紧牙齿时，该穴正在咬肌的隆起处。曲池：半屈时，该穴在肘横纹外端凹陷中。

操作方法：①用中指螺纹面揉下关、颊车穴各 50 次；②患侧肘半屈，用另一手拇指螺纹面按揉曲池穴 100 次。操作时，需有较强的酸胀感。

用普通文具夹夹在眉中鼻梁根处 10~15 分钟，一般在数分钟后疼痛便开始缓解。无文具夹时亦可用拇指和食指夹该部位。

中医认为，鼻梁根部是心穴，稍上处两眉中为肺穴，此两穴既可镇静又可镇痛，故可止牙痛。

引起牙痛的原因很多，常见的有牙髓炎、牙周炎、冠周炎、龋齿等。不论自我推拿或服止痛药，只能暂时缓解疼痛。欲求根治，须及时去口腔医院就诊请医生根除病因。

05 牙本质敏感有哪些治疗方法

治疗时，较轻的牙齿敏感症，可以咀嚼茶叶或核桃仁，内含有鞣酸，具有收敛作用，尤其对牙面过敏区，可以起到一定的脱敏效果，或用生大蒜在牙齿敏感区摩擦2~3 分钟也可起到一定作用，因为其中有蒜辣素等能降低牙齿的感受性。较重的牙齿敏感症须到医院进行脱敏治疗，治疗方法有含氟涂膜、氟离子导入、药物贴敷、含氟漱口剂等。那么该如何预防呢？应该注意口腔卫生，掌握正确的刷牙方法，用刷毛较软的保健牙刷，以防形成楔状缺损而发展为牙齿敏感症。咬合关系不正常的患者应及时调颌，有夜磨牙症的患者应佩戴颌垫，以防合面过度磨损。

06 牙科电子麻醉仪是干什么的

牙科电子麻醉仪是应用经皮电神经刺激技术来消除或减轻磨钻牙齿时疼痛的一种新仪器，国外近年来应用较广。

该技术适用于牙齿制洞修复或开髓时疼痛难忍要求打

麻药者或麻药过敏患者；深牙周袋的刮治；固定义齿基牙牙冠的预备；面部疼痛的治疗，如三叉神经痛、颞下颌关节疼痛等。

电极放置部位的选择：能使电刺激作用于患牙根尖及其附近的皮肤、黏膜的神经。因此刺激电极越接近患牙根尖部越好，参考电极有多种选择，应尽可能使电刺激局限于狭小的区域。电流强度由患者自行调节，使局部出现酸、麻、胀感，再逐渐加大电流，使刺激强度达到耐受极限，即牙根酸胀或局部面部肌肉小抽搐或颤动，约 2~3 分钟后可开始治疗。

牙科电子麻醉仪作为窝洞预备时的止痛措施，可用于疼痛敏感窝洞的预备，对开髓和去髓时的疼痛也有缓解作用。要获得满意效果，治疗过程中医生应与患者进行语言交流，消除患者的顾虑。

牙科电子麻醉安全、无侵害性，关电源后即恢复正常，患者乐于接受，是一种新的口腔局麻技术，有希望成为一种代替局麻药注射麻醉的方法。

07 补牙为什么要钻牙

钻（磨）牙是为了去净被龋病腐蚀的牙体硬组织，消除细菌感染，阻止病变发展，防止继发龋。为了使补牙材料和正常牙体组织的洞壁相贴合或粘接，补牙需要制备成一定的洞形，即固位形和抗力形。补牙材料牢固不致松动和脱落的洞形称固位形，使补牙材料和牙齿都能负担咀嚼力的洞形称抗力形。抗力形在邻合面洞形需要，而固位形是每一个窝洞都必需的。这好像木匠制作家具时，制作出特定形状的榫头，才能使多块木头彼此紧密连接一样。同时，在磨牙时我们又特别爱惜牙体组织，不能磨除过多，还要注意保护牙髓，时磨时停和喷水降温，防止产热过多。但是随着现代科学的发展，不需要钻磨牙补牙的新技术在国内外一些口腔医院已开始临床应用，称为“凯里德克斯龋病切除法”。不钻牙的补牙术可减少患者的恐惧心理和精神负担，预计不久的将来，补牙的新技术可能会给牙痛患者带来福音。

08 为什么要“杀神经”

当龋病破坏了牙釉质和牙本质，病变达到牙髓并引起牙髓炎后，牙髓血管扩张、充血、渗出增多，病牙出现阵发性痛，放散到对颌牙、头面部、耳后等，医生诊断为“慢性牙髓炎急性发作”，决定去除牙髓组织以消除疼痛，才能进一步治疗，治疗前一般要先用某种药物使牙髓失去活力，这就是“杀神经”。后牙为多根牙，有多个根管，神经丰富，有的牙根较细而且弯曲，去髓治疗过程复杂，时间长，患者如感疼痛，不予配合，效果就更差，可采用失活方法。利用失活剂（砷剂、多聚甲醛、蟾酥制剂等）对组织的毒害作用，在一定时间内（一般有 2 天、4

天、7 天等）使牙髓神经细胞破坏，牙髓失去活力，然后进行治疗，患者无痛苦，医生也方便多了。

牙髓位于牙齿中心，其主要功能为营养牙齿，形成牙本质、牙齿感觉，还有一定的修复防御能力。“杀神经”在短时间内能为患者解除牙痛之苦，为切髓充填创造良好条件。然而牙髓一旦被“杀死”，牙齿无营养供给，成了一个“死牙”，很脆弱。补过的牙齿如果咬硬物或油炸物，牙齿容易劈裂。因此，不到万不得已，还是“不杀神经”为好。

09 补牙为什么不都用白色材料

补牙的材料有好几种，有金属的，有树脂的，品种多样，患者最关心的往往是材料的颜色，不少患者问：为什么补牙不都用白色的材料？其实，各种补牙材料都不是尽善尽美的，各有优缺点，临床应用时，主要根据牙位、洞的部位来选择。

白色充填材料：与牙齿颜色比较接近，透明度好，美观，多用于前牙缺损的修复。白色材料有玻璃离子水门汀、硅水门汀、复合树脂（自凝和光固化材料）等。它们的共同优点：对于洞形制备要求不高，材料跟天然牙齿的颜色比较接近，可达到良好的充填效果。而且操作简单，刻形简捷，可塑性比较好，抗压力比较好，具有比较好的粘结性。

银汞合金用作补牙材料已有悠久的历史，我国早在 11 世纪就有用银膏补牙的记载，世界上用它做充填材料也有百余年。银汞合金是由汞和银合金粉研磨而成的一种合金，银、锡、铜、锌各占一定比例，分别为 65%、25%、6% 和 2%。近 20 年来银汞合金的成分、剂型、性能方面都有很大改进，国内外已用高铜合金取代了传统的低铜合金。

银汞合金的优点：可塑性强，便于操作，坚固耐磨，经久耐用等。至今一些乡村口腔医生仍以银汞合金作为后牙充填材料。其缺点：颜色为银白色，与真牙颜色相差甚远，长期在口腔环境中因腐蚀和硫化物影响而变色，具有传导性，如使用不当会刺激牙髓，缺乏黏着性，所以临床需要制备一定的固位形，有汞污染等。我们要利用它们的优点，使前牙、后牙都得到较理想的修复。

10 为什么有的牙补时要用纤维桩

当前在牙体修复工作中，一个突出的难题是大面积缺损牙的保留和修复。越来越多的人已认识到自己的牙齿比义齿（假牙）更好，所以较多的患者虽然牙体缺损大也不愿意拔牙或有某些情况不能或暂时不能拔牙（如高血压、心脏病等）而要求保留。纤维桩固位是牙体大面积缺损修复中行之有效的方法，纤维桩的主要作用是增加修复体固位，使修复材料与牙体组织紧密结合为一个整体。

纤维桩是一种新型的非金属复合牙科修复材料，常与树脂核及冠修复体共同使用来修复大面积牙体缺损。近年来，因为其无金属腐蚀性，且具备良好的生物相容性、优秀的美观性、适中的弹性模量以及操作简易等优势而备受口腔医师和患者的青睐，得到较广的普及应用，被临床视为前牙大面积牙体缺损修复的首选材料。

常用的纤维桩有碳纤维桩、玻璃纤维桩、石英纤维桩。三种纤维桩虽然成分上有所不同，但在应用范围和临床操作上没有太大区别，而不同品牌的纤维桩因生产工艺上的差别在强度、韧性、临床远期修复效果等方面仍有一定区别。因此，在价格上，不同品牌的纤维桩存在较大的差异。

纤维桩的适应证较广泛，凡是有保留利用价值的残根或大面积牙体缺损需要进行冠修复的病例，纤维桩均可以考虑使用。仅在某些特殊情况下，如需要进行较大转向的牙冠修复时，由于成品纤维桩无法弯曲，或前牙咬合过紧，纤维桩和树脂核在牙体预备后较薄，很难提供足够的支持力和固位力时，需要慎重使用。

纤维桩 + 树脂核相比传统的金属核桩，较少出现牙根折断等并发症，但是临床报道也偶有纤维桩核粘接失败脱落或纤维桩断裂等情况出现。发生修复失败的原因可能有多种，与临床适应证的选择、牙体预备、纤维桩品牌的选择、冠修复的临床设计或患者本身的使用情况等都可能有关系。从患者的角度来说，谨遵医嘱，特别是在残根残冠牙体条件本身较差的情况下，避免患牙和修复体承受过重咬合负荷显得尤其关键。

11 为什么有的牙补时要来好几次

人们在请医生补牙时，都希望能一次补好。浅龋、中龋和部分深龋患者，去尽龋坏组织后，无主观症状时，是可以实施立即充填法的。但部分深龋患者，过去有主观症状，当去尽龋坏组织后，无论有无自发痛都应实施延期充填法，这种情况下补牙就不能一次完成。立即充填法是在备好洞后立即充填，但充填前必须先用刺激性小的药物（如樟脑酚、苯酚、丁香酚等）消毒洞底和洞壁；若洞底无龋坏牙本质，可用氧化锌丁香油黏固粉盖上一层，再用磷酸锌黏固粉垫一层底，最后用永久性材料（如复合树脂、银汞合金等）充填。

延期充填法就是先用药物封在洞底，暂时封药后观察7~10天，如无症状，牙髓活力测试正常，再行充填。此法适用于洞底留有少量软化组织者。若封药后有轻微的症状，再封药观察3个月，症状消失，牙髓活力测试正常，盖髓后充填。若封药后症状重，有自发痛；或封药后无症状，再观察3个月时症状加重，则均应开放牙髓，做根管治疗。若龋病发展成牙髓病、根尖周病，根管治疗就更为复杂。所以，补牙有时一次不能完成。

12 楔状缺损是怎么回事

由于牙颈部组织结构上的薄弱，或刷牙方法不正确，如横向刷牙、刷毛过硬等引起的牙颈部磨损，及口腔酸性环境的长期作用，或牙颈部受应力作用，造成牙颈部渐进性楔状缺损。轻者可改变刷牙方法，进行脱敏处理；中度需要做牙体充填修复；重度需做牙髓治疗。预防措施是教育患者使用保健牙刷，采用正确的刷牙方法，进行调颌磨改，消除创伤，改变嗜酸性饮食和睡前进甜食等习惯。

13 什么是牙隐裂

牙隐裂是一种临床上多见，而又容易被人们所忽略的疾病，其危害不容我们忽视，大多表现为咬合痛。具体情况如下。

牙隐裂在医学上又称不全牙裂或牙微裂，指牙冠表面的非生理性细小裂纹，常不易被肉眼所见，它可深入到牙本质深层，表浅的隐裂一般无明显症状，较深时，则有遇冷热刺激敏感，或是有咬合不适感。深的隐裂因已达牙本质深层，可有自发痛或遇刺激物后疼痛延迟，疼痛剧烈，并可有定位性咀嚼剧痛，也就是咀嚼时疼痛定在某一个牙上或几个牙上。

牙隐裂疼痛的原因主要是牙齿结构本身较薄，硬度较差，而且这些薄弱环节是咬合时应力集中的部位；其次为牙尖斜面过大，咬合时作用在牙齿上的水平分力过大，易发生隐裂，牙尖的斜面过大主要是由创伤颌力造成的，因此有不恰当的咬合关系时应及时就医进行调颌治疗。它发生的部位以上颌磨牙最多，其次为下颌磨牙和前磨牙，多发生于咬合时主要承担颌力的牙尖，也易在牙尖与牙尖的沟裂处发生隐裂。为进一步确诊，可去口腔医院就诊，在除去龋病、深的牙周袋，牙面上又无过敏点时，可考虑此病。用碘酊涂牙面，使它渗入隐裂染色，可将其显示清楚。如有条状染色，便可确诊。

对于浅表的隐裂，无明显症状，可及时进行调颌、磨改，也可做预防性充填。此种情况不易被人们所发现，所以我们要定期去医院进行检查。对于较深的裂纹或已达到牙髓时，应进行牙髓治疗，同时调改牙尖斜面，去除患牙承受的致裂力量，并做全冠给予保护。

为了预防牙隐裂不致其发展加深，我们提倡定期进行口腔检查，对广大群众进行口腔健康教育，这需要全社会的支持，和医疗部门的先锋骨干作用，科学地进行口腔健康教育工作，这样，人们才能有意识地进行定期口腔检查，预防口腔疾病的发生，减少失牙率。

14 什么是根管治疗术

人的牙齿里是有神经的，牙神经供给牙齿的营养物质，维持牙齿的生长和发育。牙神经位于牙齿中间，由牙齿表面的硬组织保护，因此，牙齿外界的硬组织和牙神经二者的关系很密切，是互相依赖、共同存在的。如果牙神经因某种原因而发炎，引起牙神经坏死，牙齿就会失去营养供应。在日常生活中，也可能因牙齿外面的硬组织受伤缺损，使牙神经也受损伤而引起坏死。牙神经一旦坏死，不但影响牙齿的功能，还会引起牙齿病变，所以人们通常将坏死的牙神经去掉，保存牙体组织。利用这种方法，可以保存很多牙齿。去掉坏死的牙神经一般是将牙根的神经也都去除干净，经过扩大牙根和消毒牙根管，最后使用专门的牙科材料将牙根内的空腔充填补好。这个过程，医学上称为牙齿的根管治疗。临床上，哪些牙齿疾病需要做牙根管治疗呢？

（1）急、慢性牙根尖周炎症：急性牙根尖周炎症包括尖周炎、急性根尖周脓肿；慢性根尖周炎症包括慢性根尖周炎、根尖周肉芽肿、慢性根尖周脓肿、根尖囊肿、致密性骨炎。

（2）前牙的各种牙髓炎、各种不可逆性牙髓炎，包括逆行性牙髓炎、牙内吸收、牙髓变性、牙髓坏死。

（3）前牙外伤：切角缺损、牙冠折断、根折。

（4）先天性畸形牙：畸形中央尖（铁氏尖）、畸形舌侧凹。

（5）烤瓷冠修复的牙齿。

根管治疗术是治疗牙髓病和根尖周病的可靠而最常用的方法。它通过彻底清除根管内的炎症性内容物，达到消除炎症、促进组织愈合，并防止牙髓病和根尖周病再发生的效果。

15 根管治疗有哪些操作步骤

根管治疗术一般分为三个步骤，即髓腔预备、根管消毒和根管充填，具体实施有二次或多次法及一次法。

第一步是根管预备，即用特殊的设备和器械，通过机械和化学方法，清除根管内的炎症性内容物，以消除根管内的大部分感染。第二步是根管消毒，通过物理和化学（药物）方法彻底消除根管内的残余感染。消毒药物置入髓室或根管后，应封闭5~7天，待其充分起效，复诊时如无症状则可进行第三步，即根管充填。如复诊时仍有症状或根管内仍有较多分泌物，则不宜充填根管，需再行根管消毒，以免充填后发生炎症反应。第三步是根管充填，将有消毒作用的药物或材料填入并封闭根管，以阻止感染从根管进入尖周组织。

在根管治疗过程中，医生常常要求患牙在根管治疗术前、术中和术后分别拍X线片，以帮助诊断，了解髓室的位置和根管数目及形态，测量根管工作长度，也为日后随访和评价疗效提供对比的依据。

根管治疗术并非都是一次完成治疗，医生往往根据患者临床检查情况，分步分次进行治疗，一般来说，根管治疗要分2~4次就诊才能完成。由于根管治疗术较繁杂，尤其后牙所处的口腔位置以及根管数目多且形态较复杂，需要专用配套的根管治疗器械、设备和材料，因而，后牙根管治疗术较费时且费用相对较高些。近几年来由于引进自动化根管预备设备及其配套技术进行根管预备，尤其超声根管预备技术和根管手机驱动扩大器械的预备技术，节省时间、提高效率和减轻术者疲劳，后牙根管治疗得到广泛开展。根管治疗期间或完成后可能出现短暂不适，通常服用消炎或止痛药可缓解，局部出现肿痛应告知医生处理，牙齿治疗后脆性较大最好行烤瓷冠修复，防止牙齿折裂，延长牙齿的寿命。

二、拔牙

01 哪些病牙应拔除

牙病是发病率很高的一种常见病，患牙病后是应当保守治疗，还是应将病牙连根拔掉，这是令牙病患者感到困惑的一个问题。

一般情况下，大多数病牙可以通过补牙、治疗牙周病变等得到治疗，只有一部分病牙由于失去了治疗机会，或牙齿病变发展到了无法治疗的地步时才应当拔掉。需要拔牙的有下面几种情况。

（1）牙齿龋坏过久，无法修补。这种牙齿有时只剩下残冠或牙根，如不拔除，不仅没有咀嚼功能，而且常常会引起牙周组织发炎化脓，严重时甚至可能发生牙槽脓肿。

（2）患牙周炎，牙周组织已严重破坏，牙槽骨萎缩，牙龈化脓，牙齿明显松动。这种牙不但已丧失了咀嚼功能，而且会影响其他健康的牙齿和口腔卫生。

（3）牙齿挫伤、折断而又无法治好，保留已没有什么价值的要拔除，否则会影响美观，咀嚼食物时还会疼痛，甚至发炎、化脓。

（4）位置不正常并经常发炎的智齿也需要拔除，如不拔除，会经常引起智齿冠周炎发作，甚至使邻近牙齿发生损坏。

（5）乳牙超过替换年龄，还迟迟不脱落的，会妨碍恒牙萌出，造成恒牙牙齿排列不齐，应该拔除。

（6）在正常牙数之外又多长出的额外牙、多生牙也要拔除。这种牙既无咀嚼功能，又会影响其他牙齿萌出或把其他牙齿挤得不整齐，影响牙齿美观和咬合，或造成食物嵌塞，容易发生龋齿。

（7）已成为病灶并且久治不愈的牙齿，必须拔除。如不拔除，会引起其他组织、器官的疾病。

（8）影响镶牙或矫正畸形不得不拔除的，也应当拔掉。

02 内科患者拔牙前应注意哪些特殊问题

许多患有内科病的人是不宜拔牙的，或者在一定的条件下是不能拔牙的，否则会引起较严重的后果。

（1）血液病：拔牙可能造成术后出血不止，如血友病、白血病、再生障碍性贫血、血小板减少性紫癜及坏血病等。

（2）肝脏病：急性期肝炎或肝功能损害严重者应暂缓拔牙，必须待病情好转后再拔牙，否则会导致术后出血不止。

（3）肾脏病：有严重肾功能损害者不能拔牙，以免引起肾衰竭。一般肾脏病较轻者，拔牙前应注射抗生素以防拔牙造成的暂时性菌血症，从而预防肾病急性发作。

（4）糖尿病：糖尿病患者因抵抗力低，术后容易感染，故病情重者应暂缓拔牙。必须拔牙者，应在医生会诊控制血糖后再拔牙。拔牙手术前后使用抗生素，以防并发感染。

（5）甲状腺功能亢进症：甲状腺功能亢进症患者不宜贸然拔牙，以免出现“甲状腺危象”，重者会迅速引起衰竭甚至死亡。必须拔牙者遵照医嘱。

（6）器质性或功能性精神、神经疾患：应考虑在手术中及手术后引起疾病发作的可能性。拔牙遵照医嘱。

（7）心脏病、高血压：已经出现心力衰竭症状或肝、肾功能异常的患者，严禁拔牙。风湿性心脏病、先天性心脏病和做过心脏瓣膜手术的患者，拔牙前后要注射抗生素。有心绞痛病史的人拔牙要慎重。一年内患过心肌梗死者暂缓拔牙。一般无心功能不全的心脏病患者可以拔牙，但必须遵照医嘱，在心电监护设备监护下拔牙较为安全。另外，在使用麻醉药的过程中不能加肾上腺素。已有脑、心、肾等器质性病变的高血压患者，要避免拔牙。一般高血压患者拔牙应遵照医嘱。

（8）其他病症：急性传染病、恶性贫血、严重肺结核、营养不良、过度疲劳都可以降低机体的抵抗力，延缓伤口的愈合，易出现合并感染，都应暂缓拔牙。

03 女性拔牙应注意哪些问题

女性的生理特点与男性差别不小，在防治牙病方面，许多男性无妨的事，却是女性不宜。

在月经期，女性的血液凝固性降低，如果在月经期拔牙或做其他各种手术，都可能发生大出血。因此，月经期间不要拔牙。另外，月经期间女性的痛觉神经比较敏感，全身抵抗力相对较差，所以月经期治牙病常感到疼痛，而且容易发生感染。因此，女性最好避开月经期再治疗牙病。月经期后的 8 至 14 天为女性治疗牙病的最佳时期，其中以月经后第 10 天为最好。拔牙后出血少，痛感轻，手术后感染率低，伤口愈合快。因此，女性最好选择此时治疗牙病。

怀孕后头 3 个月和后 3 个月不能拔牙。怀孕初期拔牙易引起流产，怀孕后期拔牙易诱发早产。孕妇可在怀孕的 3 至 6 个月期间积极治疗各种牙病。有习惯性流产和早产病史的患者，妊娠期不宜拔牙。

04 拔牙后应注意哪些问题

拔牙虽然是小手术，但如不注意保护拔牙的创口，也会造成一些麻烦。那么拔牙以后应该注意哪些问题呢？

（1）医生放在患者口内的棉卷，要轻轻地咬住，30 分钟以后才能吐掉。

（2）拔牙当天不要高声谈笑，也不要用力吐痰、吐口水，不能用舌头舔创口，更不要吮吸创口，以免负压引起出血，也不要用手指或牙刷等东西去碰它。拔牙两小时后方可进食，切忌吃太烫或太硬的食物，不要饮烈性酒，不要吸烟，也不要吃辛辣食物。

（3）6 小时以内不能漱口，否则可能引起再出血，或使创口感染发炎。6 小时以后可用温热的盐水轻轻含漱。拔牙后第二天可刷牙，但也应谨慎，勿使牙刷触及创面。

（4）24 小时以内，可能在唾液中带有少量的血水，这是正常现象，不要害怕。即使有大量的出血，也不要恐慌，立即找一块消毒的纱布放在出血的创口上咬住，然后去医院看急诊。

（5）拔牙当日，不应过度活动。

（6）根据情况需要，可在第二天前往医院复查一次。

（7）如果拔牙创面进行了缝合，一般在拔牙后 5~7 日，去医院拆线。

05 什么是阻生牙

人类一般在 18 岁以后才萌出的，位于牙列最里面的第三磨牙称作“智齿”，上下左右共 4 颗。智齿又称第三磨牙。目前多数人的智齿长不好，这是为什么呢？原来，人类在进化过程中，生活习惯发生了改变，所获得的食物越来越细软，逐渐造成下颌骨退化、缩短，以致智齿萌出位置不够，使智齿萌出受阻，医学上称为阻生智齿。阻生智齿可以呈现多种多样的位置，如垂直、前倾甚至水平位等。随着人类的进化，文明程度的提高，人的饮食越来越精细，咀嚼功能随之减弱，从而使颌骨的发育不再像古猿人那样发达。颌骨有越来越短的趋势，尤其是下颌骨表现得比较明显，而牙齿的数目、大小不变，以致颌骨不能留给最后萌出的牙齿以足够的空间让其舒适、自由地萌出，导致智齿错位、倾斜或仅萌出部分牙冠，甚至完全不能萌出，包埋于颌骨内或龈黏膜下。这些情况均属阻生现象，在现代人群中也有部分人的智齿已完全退化，即根本没有第三磨牙。若将来每个人都不长第三磨牙，可能就没有“智齿”带来的苦恼了。

据文献报道，现代人有一个以上智齿者占 68.2%，尤其是下颌智齿的阻生率较高，约为 52.3%。阻生智齿不能整齐排列于牙列中，易致食物嵌塞滞留，咬伤龈黏膜，造成咬合错乱，从而引起一系列并发症，如智齿冠周炎、下颌第二磨牙远中邻面龋、创伤性溃疡、颞下颌关节紊乱综合征等。冠周炎严重者可致颌面部多间隙感染，出现颌面部肿胀、张口受限，甚至败血症等。若治疗不及时，颌面间隙脓肿穿破皮肤，会形成面部皮瘘，损坏容颜。另外，智齿冠周炎作为口腔病灶还可引起关节炎、亚急性细菌性心内膜炎、慢性肾小球肾炎、眼脉络膜炎、皮肤湿疹等多种疾病。这些疾病给患者身心均带来痛苦，如病因不除，则危害常在。

在所有下颌阻生智齿中，以前倾阻生牙的危害最为严重，除反复发生的冠周炎外，77.4% 的人可出现下颌第二磨牙远中颈部龋。因此，及早拔除阻生牙，消除隐患是非常必要的。

06 怎样防治智齿冠周炎

阻生齿的表面有牙龈瓣覆盖，这样与牙冠之间就形成了一个缝隙，医学上称之为盲袋。人们吃的食物残屑最易藏在里面，加上口腔的温度、湿度又合适，给细菌提供了良好的生长繁殖环境。盲袋里的食物残渣即使刷牙、漱口也不容易清除。在正常情况下，细菌所造成的危害并不明显，但在感冒、疲劳、抵抗力降低时，它就兴风作浪、乘虚而入，这就形成了智齿冠周炎。

这种病不能小看。它来势凶猛，牙龈肿胀疼痛明显，严重的会出现牙关紧闭、进食吞咽困难，并伴有发热、头痛、周身不适、便秘、白细胞增高等全身症状。若治疗不彻底，就会变成慢性炎症。冠周炎反复发作时，盲袋内的脓液由口腔进入消化道，可形成人体的“病灶”，长期危害健康。智齿冠周炎还能引起颜面软组织感染，并向头面部扩散，造成不良后果。阻生智齿不但对全身有损害，对邻牙也有损害，常造成邻牙龋齿，严重时可产生牙髓炎，使邻牙牙槽骨受损而过早丧失功能。

智齿冠周炎是青年好发的一种口腔疾病，若有反复发炎的阻生智齿，应尽早拔除，而且不用镶牙，拔除后对人体健康有益，对邻牙也有保护作用。目前拔智齿的方法很多，不会带来什么痛苦，千万不要心存顾虑而延误病情。

07 拔除阻生牙有什么特殊性

阻生牙牙冠周围的牙龈常常会发炎、疼痛，严重时脸颊可以肿胀，张口困难，甚至全身发热，颌下淋巴结肿大。阻生牙常常还会引发邻牙龋坏（俗称“虫牙”）、松动，牙槽骨吸收等症状，所以能引起这些病变的阻生牙应该拔除。

由于阻生牙位置不正，被邻牙阻挡，有些还可能完全被骨组织包埋。因此阻生牙的拔除比其他牙要困难，被牙龈覆盖的要切开牙龈，被骨包埋的要把骨去除，被邻牙挡住的要把牙冠劈开，分片拔除。所以，拔阻生牙费时较长，术中、术后可能发生的并发症也较多，如出血、断根、邻牙损伤、术后下唇麻木、干槽症等。近年来，很多口腔医院开展阻生智齿微创拔牙术，拔牙时间短，创伤比较小。

三、修复

01 为什么要及时修复缺失牙齿

许多人认为拔掉患牙后，只要伤口愈合，就万事大吉。这种认识是不正确的，患牙拔掉以后，在牙列中间留下了空隙，如不及时填补上，那么与被拔掉的牙相对的牙齿会因缺乏拮抗力而明显伸长，而且，空隙两侧的牙也会向空隙处倾斜，必然造成牙齿间较大的缝隙。这种缝隙易于嵌塞食物，时间长了就会出现牙周病或龋病。在青少年时期拔恒牙又未及时镶牙，可造成更多的牙齿移位，发生牙齿排列紊乱，带来终身的痛苦。

从理论上讲，拔牙后，牙槽骨失去了生理性咀嚼功能的刺激，会逐渐萎缩，要 3 个月左右才达到稳定的程度。一般认为，这个时候镶牙最合适。某些排列拥挤的牙，因为拔掉后没有镶牙的位置，则不需要镶牙。而“阻生智齿”也就是第三磨牙拔掉后也不需要再镶。

牙列缺损是口腔常见的一种缺损畸形，在人群中发生率很高，它表现为牙列中的一部分牙齿丧失。造成牙列缺损的常见原因为龋病、牙周病、外伤、颌骨疾患、发育障碍等，其中以龋病、牙周病最为多见。牙列缺损后，口颌系统的完整性就被破坏，不仅影响局部，还可影响全身。其主要影响如下。

（1）咀嚼功能减退。牙列缺损时，会影响口颌系统的咀嚼功能。食物经过咀嚼磨碎，与唾液混合而润湿，不仅便于吞咽，促进胃液和胆汁分泌，亦有助于消化食物。因此，牙列缺损会影响咀嚼功能，使胃肠道的消化功能也受到一定影响。

（2）牙周组织病变。若牙齿缺失后久未修复，邻牙会向缺牙间隙倾倒移位，对牙会伸长，不但失去与邻牙的正常接触关系，造成食物嵌塞，且牙齿排列和咬合出现紊乱，又由于少数余留牙所承担的负荷过重，致使牙周组织因创伤而发生病变。

（3）发音功能障碍。特别是前牙缺失时，可造成不同程度的发音功能障碍。

（4）影响面容美观。牙齿缺失后，因牙槽骨萎缩，唇、颊部软组织失去支持而内陷，特别是当上下后牙缺失较多时，面下部的垂直距离变短，鼻唇沟加深，面部皱纹增加，容颜更显衰老。

（5）对颞下颌关节的影响。牙齿缺失较多时，余牙倾倒移位，或向对颌伸长，可造成咬合关系紊乱，阻碍下颌前伸或侧向运动，并导致咀嚼肌群张力不平衡。临床上常表现为咀嚼时关节疼痛、张口受限、关节弹响等颞下颌关节紊乱综合征的一系列症状。

因此，对于牙列缺损的患者，应当及时制作义齿予以修复。一般宜在拔牙后 3 个月左右，待缺牙区伤口完全愈合，牙槽嵴吸收基本稳定后制作义齿修复。因某些原因必须立刻修复者，也只能做暂时固定桥或可摘义齿，待伤口完全愈合，再做正式修复。

02 能否不拔残根就镶牙

由于龋病、外伤等致使牙冠大面积缺损，甚至牙冠完全缺失，只留下残余的牙根，称为残根。这种残牙若发生在前牙，影响美观和发音；若是后牙，则影响咀嚼功能，致使患者只能用对侧牙齿咀嚼食物，长此以往，会形成感染性病灶。为了避免这一系列后遗症，恢复美观和功能，患者应尽早到医院进行治疗和修复。经医生检查，若残牙稳固，牙根有足够长度，且牙槽骨有足够长度并有足够的支持，这种残牙大多不必拔除，而且可以进行固定修复。治疗包括以下几步。

第一步，医生对根管进行预备、扩大、充填，这就是通常所说的根管治疗。两周以后，若患者无不适症状，则表明原有的根尖部炎症已得到恢复。

第二步，医生对已完善根管治疗的患牙进行制备。首先，制备牙冠部分使之与牙龈平齐，然后在根管内制备纤维桩。其长度约为根管长度的 2/3，宽度约为根管宽度的 1/3，随后取模型。

第三步，取模型送到技术室，由技工制备纤维桩核外部的烤瓷修复冠。

第四步，医生把做好的烤瓷修复冠在患者口腔内试戴，而后修改、调整，把修复冠黏合在纤维桩核上，这样，修复就完成了。这种固定修复的优点在于修复体与原有的牙齿大小一致，患者无异物感，发挥咀嚼功能好，对发音无影响，色泽选择范围大。但也有一些缺点，如烤瓷修复体脆性大，易折断，不能用其咬硬度较大的食物，而且这种固定修复不像活动义齿易清洁，所以患者每天刷牙时应仔细刷洗修复的义齿，避免菌斑、牙石刺激牙龈，保持牙冠边缘与牙龈良好的接触关系。

03 牙体缺损有哪些修复方法

牙体缺损多由龋病引起，非龋性疾病引起的缺损包括釉质发育不全、牙折、磨损、楔状缺损等。牙体缺损面积小，损坏部位浅，一般可用充填法进行修复，常用复合树脂充填法等。牙体组织缺损较大，用充填法不能修复时，可以制作修复体来修复。

修复体包括嵌体、全冠、桩冠等种类。

（1）嵌体：为嵌入牙洞内的修复体，按材料可分为金属嵌体和非金属嵌体，按洞型可分为Ⅱ类洞及Ⅳ类洞嵌体，还包括以嵌体升高来恢复咬合关系的高嵌体。

（2）全冠：即人造冠覆盖牙的全部牙冠外层。过去常用铸造的金属全冠，现在常用烤瓷全冠等。主要适用于充填或嵌体固位不良的牙体缺损，以及接触点不良或咬合过低者。

（3）桩冠：为整体的人造冠，它用纤维桩伸入基牙根管内而有固位作用，故名为桩冠。一般可分为简单桩冠和复杂桩冠。牙体缺损多或已伤及牙冠，牙冠情况好、根长而粗的单根牙不能以其他方法修复者，或者是畸形、错位牙不能用其他方法矫形者，以及前牙轻根管法治疗后牙冠变色严重影响美观者，都可用纤维桩＋烤瓷全冠来修复，但都必须经过完善的根管治疗。

04 什么是固定假牙和活动假牙

活动假牙患者可自行摘戴。镶假牙过程中对真牙的切磨较少，制作方便，费用低，易于清洁，但体积较大，戴入口腔有异物感，对咀嚼功能的恢复有限，咀嚼时容易松动。

固定假牙是粘固在口腔中剩余的真牙上，不需摘戴，稳固、舒适、美观，对发音无影响，但镶牙前对天然(真)牙的切磨较多，费用比活动假牙高，人们常说的“烤瓷牙”就是其中的一种。

镶固定假牙首先要考虑患者的缺牙情况，同时也要考虑缺牙隙两侧真牙的情况。缺牙隙两侧的真牙应有足够的高度，牙根稳固，才可以安装固定假牙。对于没有发育好的小孩的牙齿，或者真牙松动、牙周组织萎缩、倾斜错位的成人来说，最好不要选择固定义齿修复。至于活动义齿，绝大多数患者均可安装。

选择镶牙种类除参考上述特点外，还与患者的要求、年龄、职业、口腔内余留牙情况、身体状况及经济条件有关，应综合考虑。镶固定义齿患者年龄一般为20~55岁，身体情况及基牙条件较好时，年龄可适当增大。演员、教师等职业的患者宜选择固定义齿，以免影响发音；精神病或生活不能自理者，为避免将义齿误吞，尽可能镶固定义齿；而患者全身健康状况较差，不能支持较长时间牙体制备手术者，则应选择镶活动义齿。

05 什么是可摘局部义齿铸造支架修复

铸造支架是可摘义齿的重要组成部分，特别是在可摘局部义齿修复中所占的比重越来越大。制作高质量、高精度，具有审美修复效果的铸造支架是获得良好修复的关键之一。制作一件精美的铸造支架，除了优良的设备和高质量的材料外，还要有正确的设计和规范的工艺操作。由于它具有弥补塑料基板和弯制卡环的不足之处的优点，因而在修复体中所占的比重越来越大。对倒凹较明显，预计难以调整倒凹深度的基牙，也可设计弯制卡环，与铸钛卡环配合使用。

06 什么是覆盖义齿

一般情况下，镶牙时均需将坏牙及牙根拔除。但有时有些患者因某些原因不宜拔牙或有其他情况，医生可将坏牙的牙根或牙冠经过完善的治疗后保留在牙床内，并在此基础上为患者修复假牙。这种假牙我们称之为覆盖义齿。

覆盖义齿因其能保留牙根，因此牙槽骨的吸收减少，可大大提高咀嚼效能，另外还能保留进食时对食物性质、硬度的辨别能力。如果再进一步在牙根或牙冠上增加一些辅助固位装置（如磁性附着体、暗扣附着体等），则还可提高假牙的固位能力，使其不易脱落。这些都是覆盖义齿的优点。覆盖义齿也有一些缺点目前尚无法克服，如假牙覆盖的基牙容易发生龋齿，由于牙根的存在而使唇、颊部突出从而影响假牙的美观效果。此外，由于制作工艺复杂，患者要花较多的时间和费用。因此，一个人是否适合做覆盖义齿，应由医生根据具体情况和需要作出决定。

07 什么是精密附着体

精密附着体强调的是精度，它是采用特殊的合金在极高的公差之下通过机械加工而成，规定的公差通常在0.01mm之内。由于合金的硬度可以选择，所以精密附着体的耐磨性很强。精密附着体的各个部件均采用标准尺寸，所以部件之间可以通用，一旦发生破坏，维修起来十分方便。精密附着体由两个部分组成，一部分设计在基牙上，与瓷冠相连，另一部分固定在活动义齿上，两者之间依靠特殊的连接方式使活动义齿连接到烤瓷冠上，修复后义齿固位良好，体积小，美观效果好。

精密附着体的种类从材料上可分为贵金属（金合金、铂金合金）、非贵金属（纯钛金属、钛金属、铬镍金属）。从固位力调节上可分为可调式和不可调式两种。从结构上可分为栓道式、锁式、按扣式。精密附着体的优点是能很好地恢复形态和功能，尽可能保存了牙体组织，固位力好，坚固耐用，起到了良好的美学效果。

半精密附着体通常采用预成的塑料、蜡型直接铸造而成，绝大多数半精密附着体都有预成件，因此，它的价格比精密附着体便宜得多。影响半精密附着体精度的因素有包埋材料粉与液体之比、焙烧的温度、金属的热胀冷缩系数等。半精密附着体的主要优点在于价格便宜，易于加工制作，并且能采用普通合金铸造。

08 何谓烤瓷牙

烤瓷牙主要指金属烤瓷全冠或烤瓷牙全瓷冠，是一种较理想的修复体。所有瓷冠外层部分成分相似，不同之处在于内冠部分，金属烤瓷全冠是先用合金制成金属基底，再在其表面覆盖与天然牙相似的低熔瓷粉，在真空高温烧瓷炉中烧结熔附而成，因而烤瓷熔附金属全冠兼有金属全冠的强度和烤瓷全冠的美观。金属烤瓷全冠的特点是能恢复牙体的形态功能，抗折力强且外观逼真，表面光滑，耐磨性强，不会变形，色泽稳定，耐酸碱，属终生性修复体。全瓷的内冠部分是瓷，可以分为长石瓷、锂基陶瓷、氧化铝陶瓷和二氧化锆等，烤瓷牙全瓷冠的特点是有不同程度的透光性，颜色与天然的牙本质相似，可以达到极佳的美观效果。

烤瓷牙是近二十年崛起的一项牙科修复技术，由于它美观耐用、咀嚼效率高而被大家普遍接受，那么哪种状况下可以或者最好采用烤瓷牙呢？概括起来有五点：①对美观要求较高的全冠修复患者。②变色牙（如四环素牙、氟斑牙）、错位牙、死髓牙、畸形牙的美容修复。③牙髓治疗后，残根、残冠需要修复和保护的。④牙体缺损或固定义齿的固位体。⑤ 牙周病矫形治疗之固定夹板。

烤瓷牙首先是个人工产品，和电视机等消费品的寿命是一个道理，没有一个口腔医生可以确切地说烤瓷牙一定能用多少年。国外教科书中贱金属烤瓷冠的寿命一般是 6~7 年，贵金属烤瓷冠国外的 10 年成功率在 95% 左右，但是仅仅是个统计数字，对患者来说，成功率只有 0 和 100%，统计数字实际上没有太大意义。与其求证这些东西，不如找一个专业靠谱的口腔医生。

09 烤瓷牙有哪些种类

烤瓷修复分为金属和无金属烤瓷。金属烤瓷是指先制作金属内冠，以此为支架，在其表面用与自然牙色相似的瓷粉恢复牙外形后，在真空烤瓷炉内烤制，使瓷与金属合金熔合形成烤瓷牙冠。金属烤瓷牙的金属冠强度高，是烤瓷的骨架，瓷具有自然牙的颜色和质地。用瓷覆盖金属表面，可以弥补金属颜色的缺陷，充分体现自然牙的色泽和形态，且瓷与牙龈有较好的生物相容性，不引起牙龈炎。

金属烤瓷分为贵金属和非贵金属烤瓷两种技术。贵金属烤瓷的金属内冠一般含有金、钯等贵重金属。其有两大优点：一是颜色，尤其是瓷牙与牙龈接触的地方很漂亮，不会发青、发灰；二是瓷与金属的结合非常好，很少有崩瓷的情况发生。缺点是成本较高。现在，欧美国家主要应用此技术。

非贵金属烤瓷一般是在镍铬合金上烤瓷。其优点是成本较低，缺点是边缘密合度稍差，与牙龈接触的地方易出现一条发青、发灰的线，略影响美观，偶尔有崩瓷现象发生。目前，我国主要应用非贵金属烤瓷技术。

无金属烤瓷是指烤瓷牙无金属内冠，属全瓷牙，主要出现在 80 年代后期。1996 年，超瓷复合纤维桥技术研制成功。由于受瓷强度影响，无金属烤瓷现主要用于制作单个瓷冠或前牙贴面修复来改善美观，如四环素牙、死髓牙等变色牙的美容。不久的将来，全瓷修复将逐步代替金属烤瓷。

10 什么是 CAD/CAM 修复嵌体

计算机辅助设计和制作（简称 CAD / CAM）技术，

牙科 CAD / CAM 系统由三部分组成：①计算机视觉或触觉部分，用于获得口腔及颌面缺损的数据；② CAD 部分，用于修复体的设计；③数控微型精密铣床或激光分层固化器，用于修复体的制作。

在计算机辅助设计与辅助制作方面的远程合作，即医师将预备合适的基牙直接或在模型上间接以光学扫描的方式获取的资料输入计算机后，经互联网传输到计算机辅助设计及辅助制作加工中心，加工中心对获取的信息资料分析后反馈到医师处，医师确认后，即可将确定的数据资料传输给计算机辅助制作中心，制作中心即可由此完成修复体的制作。

这个过程仅需 1 小时左右，不仅可在同一地区，也可在不同的地区、不同的国家完成制作，使患者无论在什么地方，均可获得一个理想的修复体。

11 什么是即刻义齿

通常情况下，拔牙后，需要 2~3 个月才能镶牙，这期间往往会因缺牙而给患者带来许多不便。即刻义齿可以解决这一难题，它是在拔牙前取模型，在模型上去掉要拔除的牙齿，然后制作假牙。

即刻义齿制作完成后，再行外科手术拔除牙齿，拔牙后立即戴上假牙，不影响美观，也不妨碍患者进行正常的工作和社交活动。即刻义齿只是一种过渡性假牙，当伤口完全愈合后，应更换成永久性假牙。

另外，即刻义齿还有压迫止血、保护伤口的作用，并且能够减少对发音的影响。即刻义齿传递的功能性刺激，还可延缓牙槽骨的吸收。但即刻义齿载入后 24 小时内不要摘下，以免影响血块形成，而且拔牙后往往会出现伤口肿胀，一旦取下义齿，再戴入会比较困难。若强行戴入，可能会刺激伤口，引起疼痛。

如果方便的话，可短期服用止痛药，用冷毛巾湿敷面部，同时还应注意吃一些较软的食物，以免碰伤伤口。

12 什么是个性修复

不同民族虽对牙齿形态和颜色有不同的偏爱，但通过义齿再获青春和天然的微笑，却是普遍的要求。某个人牙齿可能不美，但属于患者记忆中的健康及其个性特征。

患者要求在义齿上表现个性，既可还其生理学外表以真实，又可更好地适应社会环境的需要。例如：一位供职外贸的专家，要求医生制作两副全口义齿，一副排牙很整齐，以满足出国工作需要，另一副是恢复原天然牙特点的个性义齿，留作回国后戴用。还有人要求将整齐全口义齿的某前牙制作成不同色泽，给人以只有这颗是假牙，其余都是真牙的错觉。由此可见，个性修复中蕴含着一种跨文化的心理学现象。

个性义齿在我国刚刚起步，推广尚需一个过程。由于长期受典型排牙的影响，许多患者不知道人工牙还可以表现个性和恢复自我，当了解个性义齿的内涵，或受戴个性义齿者的启发后，会主动提出或在医生引导下接受个性排牙。这类患者一般学历和知识修养都较高。我们曾对制作个性义齿患者的职业做过统计，80 % 以上是知识分子和干部，说明无牙颌者的审美心理与文化背景密切相关。

我们将患者对个性义齿的认识归纳为 3 种心态：①原有天然牙较整齐者，多数要求按常规法对称排牙。②原有天然牙有畸形者，其中一部分人仍然希望排成整齐的牙列，以借助义齿改善容貌，增进美观，尤其是女性。③有畸形的另一部分人，视失牙前的轻度异常为自身的特点，愿意保留原牙列的排列方式，通过对天然牙的回忆，激发了对健康和自尊情感的追求。

13 什么是隐形义齿

隐形义齿是活动义齿的一种，因其采用弹性树脂卡环，位于天然牙龈缘，仿真性好，故得此美誉。弹性树脂是一种新型义齿修复材料，其特点是强度高，有适宜的弹性、较好的柔韧性和半透明性，其色泽接近天然牙龈组织，具有良好的仿生效果和很好的隐蔽性。它和义齿软衬用的弹性树脂是化学结构、性能和用途均不相同的两种材料，其与软衬树脂及传统的树脂人工牙均无化学性结合力。

传统聚甲基丙烯酸树脂（PMMA 树脂）基托和金属制的常规活动义齿与隐形义齿比较而言，采用金属固位体，当以前牙为基牙时，易暴露金属，影响美观；基托、连接体及固位体非弹性部分在天然牙倒凹区必须缓冲，留下的空隙易积存食物。但常规活动义齿也有其独具的优越性，它可设计为牙支持式和混合支持式，力容易分散，能承受较大颌力，因此可用于颌力大的后牙区及牙列大部缺损的修复。

在加工工艺上，隐形义齿与传统的 PMMA 树脂有本质的不同。传统的 PMMA 热凝树脂是经程序化的热处理工艺完成，热引发固化，程序化水浴温度控制在 60~100℃；而隐形义齿需用注压工艺，需专用的树脂灌注机、专用的弹性树脂、树脂电烤炉、专用型盒，287℃注压后自然冷却完成。

隐形义齿“理论上”适用于各类缺牙，即使是前后牙间隔缺失，余留牙倒凹大，没有共同就位道的病例，仍可用隐形义齿镶复，由于隐形义齿基托具有高弹性，可以扭曲，义齿戴入时用扭曲旋转即可戴入就位，就位后不但固位好，而且封闭好，不会嵌塞食物。

虽然隐形义齿具有以上优点，但传统的隐形义齿用于后牙区修复时，由于采用单纯的黏膜支持式，正常的咀嚼压力就会加速缺牙区牙槽嵴的吸收，因此目前较多学者主张后牙隐形义齿修复体仅可作为过渡性修复或半永久性修复。

最后，值得一提的是，在处理磨牙区牙列缺损及牙列大部缺损的病例时，有学者采用弹性树脂与传统 PMMA 树脂及铸造支架联合设计的方式，分散颌力，达到良好的修复效果。但因三者之间无化学性结合力，且加工工艺不同，设计与制作均复杂，目前开展不多。

14 常用的修复材料有什么类型和特点

近年来我国口腔医学事业蓬勃发展，特别是各种新型口腔材料的临床应用更是日新月异，极大地推动了口腔医学的发展。如何选择并使用好各种修复材料是口腔修复成功的保证。

无论是钛材的应用及钛支架义齿的应用，还是从甲基丙烯酸甲酯到复合树脂的应用，以及从烤瓷材料的应用到可铸造陶瓷材料、可切割陶瓷的应用，口腔应用材料学的发展对口腔修复质量的提高起到了不可取代的作用。而纳米陶瓷的发展，特别是纳米材料在口腔修复的应用，将使材料的生物相容性、强度、韧性，以至重量、耐腐蚀性都极大地改善，有望成为理想的口腔修复材料。而金属材料表面氧化膜的生物改性则可增强材料的生物相容性，能获得更多的生物性修复材料，使仿生修复成为可能。常用修复材料的类型和特点见下表。

常用修复材料的类型和特点表

类型	特点
黄金	无论在动物实验条件下，还是细胞学筛选实验乃至最终用于人体，金都显示其无比优良的生物相容性。这与金的化学惰性以及无毒性分不开。此外，金的延伸性极好，至今，许多高级的种植体系统，如 Branemark 种植体中部分配件仍采用金或铂的合金制造
不锈钢	应用最多的 316 L 不锈钢的硬度低（维氏硬度 165），表面易于压痕，极限抗拉（张）强度、屈服强度和疲劳强度均低，易于变形或折断。但它也有再钝化性能优良、腐蚀率低、生物适应性较好和经济便宜等优点
铸造钴铬钼合金	钴基合金的硬度、极限抗拉（张）强度、屈服强度和疲劳强度均高。铸钴合金的耐腐蚀性、疲劳强度亦高。钴基合金的再钝化速度高，腐蚀率低
钛及合金	钛质轻，弹性模量低，对震动的减幅力大，硬度、极限抗拉（张）强度、屈服强度和疲劳强度均高，其抗腐蚀性、疲劳极限亦高，更主要的是钛的钝化性能极好

15 老年人镶哪种牙好

目前口腔修复常用的方法有三种：①固定义齿修复（固定假牙）；②可摘义齿修复（活动假牙、全口假牙等）；③种植义齿修复（种植牙）。这三种方法各有优缺点，缺牙后选择镶什么样的假牙应视具体情况而定。如果是少数牙缺失，邻牙健康、稳固，一般选择固定假牙较好；如果缺牙数目较多或邻牙的牙周不健康，选择活动假牙较好，不可强求固定假牙修复；如果全口牙都掉光了，那就只能用全口假牙了。种植牙技术经过几十年的发展，现在已经很成熟了，不论是单个牙缺失、多个牙缺失，还是全口牙缺失，如果条件适宜，均可采用种植牙来修复。

16 初戴假牙应注意什么问题

局部可摘义齿（俗称假牙）初戴时常有异物感，发音亦受影响，可有咀嚼不便、恶心或呕吐等，但经耐心戴用一两周后，即可习惯。摘戴义齿应耐心练习，不宜强力摘戴。摘时最好多拉取基托，不推卡环，戴时不要用牙咬就位，以免卡环或义齿折断。初戴义齿时最好不用以吃硬食，宜先练习吃软食，逐渐适应。初戴义齿后，可能有黏膜压痛现象，如压痛严重，出现黏膜溃疡，可暂时取下义齿浸于冷水中，复诊前数小时再戴上义齿，以便能准确地找到痛点，以利修改。初戴义齿，应养成保持义齿清洁的习惯，一般饭后及睡前应取下义齿轻轻刷洗干净，以免食物杂质沉积于义齿上。夜间最好不戴义齿，应取下浸于冷水中，切忌放入沸水或乙醇等药液中。义齿如有折裂或折断，应及时能复诊修理。若长时间不戴用义齿，则口腔内组织会有改变，义齿即不能戴用，患者最好不要自行修改。另外，每半年至一年时间，最好复诊一次。

全口义齿初戴时，除应注意上述几方面外，还应特别注意进食问题。口腔条件差、适应能力差而又有不良咬合习惯（如下颌习惯前伸或偏侧咀嚼习惯）的患者，不宜过早戴用义齿咀嚼食物。初戴的前几天，只要求患者练习戴义齿做正中咬合和发音，待习惯后，再用义齿咀嚼食物，开始时先吃软的、小的食物，咀嚼动作要慢，用两侧后牙咀嚼食物，不要用前牙咬碎食物。锻炼一段时间后，再逐渐吃一般食物。

17 在日常使用中如何清洁假牙

假牙也会积聚食物碎屑，必须定时清洗。使用假牙者应白天持续佩戴，对增进咀嚼的功能、说话与保持面部形象均有利。在每次餐后，清洁取下的义齿和残存齿，用牙刷刷洗假牙的各面，用冷水冲洗干净，让患者漱口后戴上假牙。睡前要取下义齿，可以减少对软组织与骨质的压力。将卸下的假牙浸泡在冷水中，以防遗失或损坏。不能自理者由护士协助，操作前洗净双手，帮助患者取下上腭部分，再取下面的假牙，放在冷水杯中。暂时不用的假牙，可泡于冷水杯中加盖，每日更换一次清水。不可将假牙泡在热水或乙醇中，以免假牙变色、变形和老化。如遇假牙松动、脱落、破裂、折断，但未变形的情况，应将损坏的部件保存好。清洗义齿有专用的牙刷和洗涤剂。清洗得不充分，便成为细菌、真菌的温床，对于机体抵抗力低下的老年人，则成为口腔真菌感染的原因。

18 如何利用修复体进行咬合重建

咬合重建的修复治疗是对单颌或双颌伴有少数牙缺失时冠桥的修复，以恢复咬合关系为主要目的的治疗手段。重建的目的是改善美观，稳定牙列，以恢复咀嚼功能，因此恢复垂直距离、颌位关系和咬合关系是治疗的中心工作。

治疗过程包括以下三部分。

（1）恢复正常的垂直距离：确定增高值，病理性——有颞颌关节病症状可增高 2~6mm，非病理性——无颞颌关节病症状可增高 2~3mm，增高值越过 3mm 的患者需要平分上下颌的值，先修复单颌时对颌仍用颌垫或临时活动义齿过渡，经数周后再修复上颌或下颌。

（2）恢复正常的颌关系：比较严重颌关系紊乱的患者尽可能采用调节式颌架，上颌先修复时应确定矢状曲线和横肉颌曲线，下颌先修复时应确定斯比氏曲线，再调整牙尖斜度和覆颌覆盖关系。

（3）修复设计的要点：形成良好的冠缘形态，确定有良好的共同就位道，尽量扩大外展隙和锥间隙。总之要考虑到有足够的技工操作空间。冠桥设计尽量分段或采用活动连接方式。

四、种植牙

01 何谓种植牙

种植牙就是将人工材料制成的种植体一端植入缺牙区的骨内或骨膜下，另一端暴露于口腔，在暴露端制作形态逼真的假牙。成功的种植牙不仅形态逼真、美观、舒适，而且咀嚼功能和真牙一样。由于人工种植牙实现了人类一直向往的“再生长出第三副牙齿”的梦想，所以医学界公认这是迈向 21 世纪口腔医学最重要的成就之一。

种植体牙的基本治疗方法是：先将人工牙根以手术方法植入颌骨，上部的基桩暴露在口内，再在基桩上接人工牙。这种方法彻底改变了传统假牙的支持和固位方式，使假牙与牙槽骨直接连接在一起，不但大大地提高了假牙的固位力、稳定性，而且将咀嚼功能恢复到接近自然牙的水平。

02 种植牙的研创发展

70 年代以来，随着生物医学工程的迅速发展，国际上出现了人工种植技术的热潮。先后有十多种类型的人工种植体（即“人工牙根”）问世，其中几个类型在经过深入研究和临床应用后，得到医学界认可，从而使人类拥有“第三副牙齿”的梦想成为现实。

人工种植牙手术的成败受制于多种因素，其中，能否在 3~6 个月这一过渡期避免牙齿出现创伤性松动或能承受一定的撞击力而不致松动是非常关键的。为了达到上述目的，国内外已发展并通用的种植体有三代，而第四代种植体则是近十年研创成功的。

第一代种植牙（叶片式）的优点是与骨质接触面较大，但早期稳固性较差，易发生摇摆性松动。

第二代种植牙（分体式）是由凹体与螺头两部分组成，先将凹体用手术埋入骨内，3~6 个月后施第二次手术时再旋上螺头。此法可避免种植牙在过渡期出现创伤性松动，缺点是需要两次手术，而且螺旋性固定与第一代种植牙的骨性结合有所不同，时间一长，种植牙可能出现反旋性松动。

第三代种植牙（螺钉式）的根部较长，呈螺纹状，手术时立即把种植体旋入骨质内使其稳固。但受上下颌骨解剖结构特点的限制（上颌骨有上颌窦腔，下颌骨内有下齿槽神经管），这种人工牙的长根对后面牙区不适宜。

根据国内外临床资料报道，种植牙失败多发生在手术后 3~6 个月内，所以研究如何提高种植牙早期的稳固度，使之能承受生活中难以避免的创伤力（咀嚼一般饮食时牙齿和食物的碰撞挤压）就成了种植牙技术进一步发展的突破点。

第四代种植牙就是从上述目的出发，结合各种咀嚼力的方向、大小，骨质结构的性质及各牙区的特点研创出独特的固位结构，用特殊的临床技术种入骨质内。这种种植法具有即种即固的效果，手术后 1 周即可安装永久性烤瓷牙，而且种植牙的立即稳固度可以承受生活中的基本咀嚼力。第四代人工种植牙适用于上下颌骨任何牙区的失牙修复。该手术基本不受年龄限制，对于全上颌或全下颌缺牙并伴有明显牙槽骨萎缩的患者（用传统的活动托牙是难以恢复咀嚼功能的），有前三代种植牙的某些禁忌证，如骨质疏松症（围绝经期常见并发症）、化脓性牙周炎引起的广泛性牙齿松动、家庭性牙周病的牙齿全面松动等情况下，用第四代人工种植牙配合全身疾病治疗可取得较好的效果。

03 种植牙有哪些优势

优势一：稳固牢靠。有些朋友经常会遇到这样的情况，全口假牙戴不住，说话、吃东西时很容易脱落。种植牙全固定式种植体固位好，比传统假牙戴得稳固、牢靠，因此其咀嚼效率较传统假牙有大幅度提高，患者可尽情地吃、畅快地说、自信地笑。

优势二：舒适美观。种植牙没有传统镶牙方法中的钩或套，因而十分美观，如同长出的新牙，被称为人类的“第三副牙齿”。同时，种植牙因假牙基托小，甚至无基托，所以非常舒适，无异物感，对发音影响小。此外，种植牙也不会像佩戴笨重的活动假牙般出现牙肉疼痛。

优势三：持久，不伤邻牙。种植牙的长远安全性已在欧美国家获得认可。同时，它不影响健康邻牙，其靠自身牙根独立存在，且无须磨两侧健康牙，也不会造成假牙同健康牙接触面食物嵌塞而使健康牙发生新的龋坏。

04 哪些材料可以制作牙种植体

牙种植体按其材料不同，大体上可分为五种类型。

①金属与合金材料类：包括金、316L 不锈钢（铁－铬－镍合金）、铸造钴铬合金、钛及合金等。②陶瓷材料类：包括生物惰性陶瓷、生物活性陶瓷、生物降解性陶瓷等。③碳素材料类：包括玻璃碳、低温各向同性碳等。④高分子材料类：包括丙烯酸酯类、聚四氟乙烯类、聚枫等。⑤复合材料类：即以上两种或两种以上材料的复合，如金属表面喷涂陶瓷等。目前牙种植体常用的材料金属类主要是纯钛及钛合金，陶瓷类有生物活性陶瓷以及一些复合材料。

05 牙种植体按其种植部位的不同分哪几类

口腔种植体按其种植在人体颌骨不同的组织层次和部位分为四类，即骨膜下种植体、黏膜内种植体、牙内骨内种植体、骨内种植体。

骨膜下种植体是指位于骨膜下，骑跨在牙槽嵴和骨基表面呈网架状的种植体。该种植体具有较长的应用历史，早在 20 世纪 40 年代发展起来，分有支架型、颗粒型和多孔型。支架型按其形状和植入部位又分为标准型、下颌支延长型、三脚型、前方局限型和下颌分段型。骨膜下种植体最常用的材料有铸造钴铬合金，也可在其表面喷涂氧化铝、陶瓷等。该种植体适用于牙槽嵴宽度和高度不够而又难以采用其他骨内种植体来达到功能效果者，主要用于上、下颌全口无牙患者，下颌效果更佳。

黏膜内种植体又称字母扣种植体，常以钛或钛合金制成，为蘑菇形，其蘑菇顶盖部分植入黏膜内，蘑菇柄状部分暴露在黏膜外，端部倒凹嵌入义齿基托组织面的保持孔内，形成固位作用。该种植体植入部位应在牙槽嵴的颊侧或腭侧黏膜内，避免植入牙槽嵴的顶部。在口腔种植技术发展早期，黏膜内种植体曾被应用于总义齿和游离端义齿的固位，近期效果虽好，但远期效果不佳。

牙内骨内种植体又称根管内种植体或根管内固定器。该种植体为针型，直径 0.8~1.5mm，长 20~30mm，表面光滑或带螺纹，常用钴铬合金、钛合金、钽、钒等材料制成。牙内骨内种植体适用于牙周炎松动牙的固定、外伤性松动牙的固定、牙齿根尖切除术后的固定以及调整根冠比例等。该种植体穿过已进行过根管治疗后的根管，出根尖孔延伸至颌骨内一定深度（10mm）以上，相当于增加了牙根的长度，从而改善牙的稳定性。种植体也可以不穿出牙齿根尖，即桩冠式修复。应用牙内骨内种植体，可以减少拔牙，保留尽可能多的真牙。其突出的优点是种植体不直接通过口腔黏膜上皮，不与牙龈组织结合，避免了很多诸如污染、种植体与牙龈组织生物学封闭等问题，但应用范围有一定局限性。

骨内种植体是将种植体植入上下颌骨组织内，以支持义齿，相当于在即将要镶装的牙床下植入的人工牙根，是目前临床应用范围、数量最大的一类种植体。该种植体根据外形和类型的不同，需要采取不同的手术方法和手术器械植入。骨内种植体按其形状分，有六种类型：叶状种植体、圆柱状种植体、螺旋种植体、锚状种植体、穿下颌骨种植体、升枝支架种植体。

06 哪些患者能接受种植体手术

对于只缺失个别牙、缺牙区骨质正常，或多数后牙缺失而活动假牙不能承受咀嚼力，或全口牙缺失、多次做全口假牙失败的，或者对假牙的基托板高度刺激而恶心或呕吐者，都可以考虑做种植牙的修复。

种植手术很小，无须住院，手术完全无痛，术后可进食。种植术后 3~6 个月待种植牙牙根与颌骨形成骨性结合后，即可在种植牙根上制作假牙。治疗过程中可以戴用暂时性的假牙。

种植手术的最佳时机是拔牙术后 3 个月至 1 年。但是不是符合以上条件的所有患者都能做种植牙。以下患者不适宜做种植牙：有全身性疾病，如心脏病、糖尿病、高血压、肾病、血液病、代谢障碍等；或颌骨有病变的患者；或因为牙周病而失牙的患者；或颌骨疏松、骨量不足的患者。

具体做与不做，应由医生全面检查统筹考虑后确定。

07 种植牙手术前需要做些什么准备

事先应对缺牙做一副活动假牙，最好戴 1 个月以上，这样可以在一期手术到二期手术的几个月期间（镶装种植义齿以前）不影响咀嚼和美观。

如有拔牙、牙床手术，应等3个月以后待骨缺损恢复，X线显示牙槽骨质量及形态满意后再考虑做种植牙。

做种植牙手术时，应保证身体健康。做一般的血常规检查，轻度高血压患者，血压应恢复正常，女性应避开月经期。

手术前应保持口腔清洁，事先应洁牙并治愈口腔炎症等疾病。

种植手术一般在门诊手术室进行，手术后即可回家休息，也可住院，住院期间生活可自理，一般不需陪伴。

最好带着以前用的假牙及缺牙前的照片供修复医生参考，以便做出的种植假牙在牙齿排列及色泽上更自然逼真。

08 手术前应做哪些全身和口腔检查

（1）根据病史及检查选择适应证，排除全身及局部禁忌证。对于相对禁忌证，可通过治疗，去除不利因素后再行种植手术。

（2）全身一般检查：血、尿、便三大常规，乙肝五项，出凝血时间，血压，脉搏，心电图，胸片等。

（3）口腔检查：对患者的口腔检查是种植门诊的基本检查项目，包括口腔黏膜、牙龈情况，余留牙的稳固情况，余留牙槽嵴形态（高度、厚度及倒凹），颌位关系，口腔卫生。

（4）X线检查。

（5）对原假牙进行检查，主要作为制作种植假牙的参考。

09 种植牙需要经过哪些修复步骤

种植牙的治疗过程主要分为两大步骤。

第一步：医生会详细咨询患者的病史、健康状况，并做全身和口腔的必要检查，如拍口腔全景X片、测血压、查血常规等，以了解缺失区的骨质和骨量，以确定是否适合手术，再制订相关的方案。

方案既定，即在专门的无菌手术室，在局麻下，用特制专用种植机在牙槽骨上制备孔洞，然后将人工材料制作的种植体植入上颌或下颌缺牙部位的牙槽骨内，再将牙骨床内严密缝合。7~10天拆线后，原先戴着的假牙经医生调整后仍可继续佩戴，所以不影响外观与生活。接下来就是进入骨愈合期，等待第二次手术。

种植体植入后，上颌一般有6个月、下颌一般有3个月的骨愈合期，若植入时进行了植骨等手术，骨愈合期则相应延长。

第二步：4~6个月后，再在局麻下用特制的手术器械在植入种植体相对应的牙龈上旋切一个小口，暴露种植体上端后，安装愈合基台（即使植入颌骨的种植体穿出牙龈)，伤口不用缝合，软组织会在 3 周内成形。

当软组织袖口成形后，医生会用一永久性基台替换下愈合基台。7~10 天后即可修复取模，制作种植桥架与义齿。这个过程一般 10 天左右，试戴成功后即可使用种植牙。

10 种植牙术后有哪些注意事项

种植牙是指在植入的人工牙根上镶装假牙。在口腔医学领域，人工牙根就是牙种植体，是通过外科手术将其植入人体缺牙部位的颌骨内，愈合后在其上部修复假牙的装置。种植义齿修复后，能全面恢复牙颌缺损患者的咀嚼、语言等功能，其咀嚼效率可达正常人的 70% 以上。牙种植体技术是义齿修复前外科领域里的一门高科技技术，并逐渐被广大患者所了解和接受。

现在，除了价格昂贵外，大多数人可以说出许多种植牙的优点，这一点令牙科医生很欣慰；但这些优点多是建立在追求一劳永逸基础上的，很少考虑种植牙的保健和维护的常识，这一点又令牙科医生有几分不安。种植假牙修复后，虽然有种植体作为人工牙根的支持，但它毕竟不是自己的真牙，必须很好地护理，以保证种植体终身的使用寿命。为此，有必要对接受种植牙的患者提示如下。

(1) 种植牙一般分为两个步骤：第一次植入人工牙根，

第二次在已经稳固后的人工牙根上镶上固定义齿。植入人工牙根后，在未拆线前不能戴临时的假牙，待 7~10 天拆线后，看是否需要修改再决定是否要戴。

（2）在拆线后的 3~6 个月内，注意保护人工牙根，不能用它用力咀嚼，以免牙根松动，使牙根周围新形成的骨受影响，从而影响种植效果，这是保证种植效果极为重要的问题。

（3）在植入人工牙根后应注意口腔卫生，饭后及时漱口，也可用药液漱口，每天早晚均应用软毛刷或棉花条清洗种植体基台术区一次。

（4）镶上烤瓷牙后，应逐步增加咀嚼食物的硬度。防止受外力撞击，不宜立刻咀嚼过硬的东西，一旦撞击有伤到牙根的可能，立即到医院检查和处理。

（5）认真执行医嘱，定期回医院复诊。一般 1 个月、3 个月、6 个月、12 个月时复诊。

（6）在镶上烤瓷牙后，要注意与邻牙之间区域的卫生，以防邻牙发生龋坏。

只要做好以上几点，种植的假牙就能够长期地使用并发挥出它在修复方面的优势，同时患者也能更好地提高生活质量，做到“牙好，胃口好”。

五、正畸

01 什么是牙颌畸形

一个人的面部外观形状受上下颌骨的大小、相互位置关系、对称性和牙齿的排列以及上下牙列咬合关系等多种因素的影响，所以，一个人的牙齿排列紊乱与上下颌骨发育畸形，必然会影响面部的对称性和咀嚼功能。

一个好端端的孩子，长出一口歪七扭八的牙齿，有的往外翘，有的往里勾，有的拥挤在一起，有的又互相分离，它不仅妨碍儿童的咀嚼功能，而且影响了面容的美观，医学上把这种现象称为“牙颌畸形”，它是牙齿和颌骨发育不正常所致。儿童牙颌畸形，是儿童口腔疾病中的一种常见病，相当一部分儿童不同程度地患有这种病。国内有的城市调查显示，儿童牙颌畸形患者占 29%~48%。

在儿童生长发育过程中，牙齿、上下颌骨与面部相对应地生长发育，且受遗传、内分泌、营养、咀嚼功能以及一些不良习惯的影响。牙齿、上下颌面和面部三者的关系是非常密切的，如上下颌骨相互关系不正常，可以影响到牙齿的排列；上下牙齿对颌关系不正常，可以使面部不对称而发生畸形；反颌（地包天）既有下颌骨发育不正，又有牙齿对颌不良，可以直接影响面部外观。

02 牙齿排列为何不整齐

谁都希望自己有一口健康而整齐的牙齿。牙长歪了，不但看上去不美观，有时还会影响咀嚼和发音。更重要的是，牙齿排列不齐，相互拥挤、重叠，刷牙不容易刷干净，牙垢、菌斑堆积在牙缝里，给细菌以滋生繁殖的场所，容易引起龋齿和牙周疾病。

牙齿为什么会排列不齐？总的来说有两方面的原因，即先天和后天的原因。妈妈在妊娠期间受到外伤、发热生病、药物过敏或营养不良，都会影响腹内胎儿的正常发育，会造成胎儿的牙颌畸形。也有的是遗传因素，父母亲有明显的牙颌畸形，遗传给下一代造成牙齿排列不齐，这属于先天因素。孩子牙齿排列不整齐，更重要的是由以下后天的系列因素引起。

（1）乳牙过早脱落或迟退：乳牙未到替换年龄过早脱落（或被拔掉），缺牙空隙的两端邻牙便会向这个空隙倾斜和移动，使空隙变小。恒牙萌出时因为空隙过小，不得不歪斜过来或向别处生长，这样牙齿便长歪了。儿童到了替牙年龄，乳牙仍迟迟不退，也会妨碍恒牙正常萌出，造成牙齿长歪，排列不齐。

（2）不良的生活习惯：儿童常会有一些不良习惯，这些不良习惯能够影响颌骨和牙齿的发育。如婴儿有吮吸橡皮奶嘴入睡的习惯，日久会造成上下牙咬合不紧；有的儿童有吃手指、咬铅笔杆、啃指甲、吐舌头的坏习惯，会使牙齿移位，出现空隙，排列不齐；不正确的睡眠姿势，如把手或胳膊垫在一侧脸下睡觉，长期压迫一侧面部，会使颌骨发育不均衡，也影响牙齿的排列；还有的儿童扁桃体肥大，或鼻腔有病，鼻子呼吸不畅通，改用口呼吸，张嘴睡觉，日久则上颌骨发育不良，牙弓狭窄，上牙前突，并且嘴唇向外撅翻，影响容貌。

03 哪些不良习惯可造成牙颌畸形

牙颌畸形，虽然有的是与遗传、先天因素有关，但大部分是由后天因素和儿童不良习惯造成的。较为常见的不良习惯有下列 10 种。

（1）吮手指。三四个月的婴儿就会无意识地吃手指玩了。一般来说，孩子长大后，这个习惯会自然消失，但也有的孩子相当顽固，由于手指对门牙的推动力大于嘴唇肌肉的力量，时间长了就会影响牙颌的正常发育，使整个牙齿向外翻翘，形成“开唇露齿”。

（2）吐舌头或舔舌头。儿童乳牙掉了以后，留下一个空当或有残根，有的小孩喜欢用舌头去舔，这会使新生出的牙齿向外翘。

（3）吮奶头。有的年轻父母，见孩子哭啼，常把橡皮奶头塞进嘴里哄孩子，有的孩子则养成咬着奶头睡觉的习惯，这样会阻碍牙齿的正常生长，导致牙颌畸形。

（4）咬笔头、叼尺子。这种不良习惯在孩子做作业时尤为多见，由于在长新牙时，牙齿受到笔头、尺子外来的阻力，使其不能正常往外生长，从而形成“开颌”。

（5）嗑瓜子。有的女孩子对嗑瓜子不大在意，其实瓜子嗑多了，特别是老在一个部位去嗑，时间久了，也会影响牙齿的正常萌出，磨出缺豁来，影响牙齿的整齐美观。

（6）咬嘴唇。这会造成下颌收缩、上颌突出。

（7）口呼吸。经常用口呼吸，会使两侧的颊肌压迫牙齿，牙列变窄，门牙被挤出向外翘，造成畸形。有口呼吸习惯的儿童，除纠正不良习惯外，还要及时检查鼻腔里有无别的疾病。

（8）偏侧咀嚼。如果长期习惯用一边嘴吃东西，会使两侧颊肌、颌骨发育不正常，脸形变歪，一边胖一边瘦，失去平衡。

（9）手握拳头顶着侧面部睡觉，可导致颌面发育畸形。

（10）有的小孩喜欢模仿孙悟空、老熊龇牙咧嘴的怪样子，时间长了自然而然也会养成一种顽固的不良习惯，使牙列变窄，门牙外翘，或形成“地包天”等。

上述种种不良习惯，无时不在孩子身上起着潜移默化的作用，影响儿童牙齿生长发育，甚至发展成牙颌畸形。

04 上颌门牙靠不拢是怎么回事

儿童 7~8 岁时，长出上颌恒中切牙，8~9 岁时，长出上侧切牙。有的儿童在上中切牙长出后，常在两个中切牙之间有一条 1~2mm 宽的牙缝，它既影响发音，又影响美观。造成上颌门牙合不拢的原因有以下两个方面。

（1）上唇系带位置过低：正常时将上唇外翻，可见唇正中有一条薄而窄的黏膜皱襞，由唇内侧延至牙龈，附着在距龈缘上方 3mm 处，叫上唇系带。在婴儿时期，唇系带与牙槽嵴相连。随着乳牙的萌出与牙槽骨的发育，唇系带逐渐退缩。如退缩不好，唇系带宽厚且位置过低时，嵌在两个中切牙之间，就会使两个中切牙靠不拢，在两个中切牙之间形成缝隙。

（2）埋伏多生牙：形成中切牙靠不拢的另一个原因是两个中切牙牙根之间，可能埋伏有多生牙。由于多生牙加塞于两个切牙之间，因而使中切牙靠不拢，形成一缝隙。判断有无多生牙只需拍一张中切牙的牙片即可。

家长若发现孩子中切牙间有缝隙合不拢，可带孩子到口腔医院检查治疗。如属唇系带位置低所致，可于 10 岁后行唇系带手术。若因埋伏多生牙之故，应尽早手术摘除多生牙。若两颗中切牙靠不拢，经检查除外了有唇系带位置过低和埋伏多生牙等障碍后，在其生长发育过程中，待上恒侧切牙萌出后，多能自行调整而靠拢排齐。若待前牙乳恒牙更替完毕后，间隙仍不能自行调整，可用正畸的办法使其靠拢。

05 如何预防“地包天”

儿童牙颌畸形的临床表现多种多样，最常见的是前牙反颌，俗称“地包天”。

喂养方法不当是造成“地包天”的主要原因。当进行人工哺乳时，奶瓶底翘得过高，过分压迫小儿的上颌骨，时间久了就会影响小儿的上颌发育，造成前牙反颌。为了不让孩子哭闹，给孩子吸吮空奶头，久而久之，也会造成下颌过分前伸，形成“地包天”。有的小儿养成舔牙、吐舌、吮手指、啃指甲等不良习惯，也是影响牙颌关系的原因。

“地包天”不利于前牙切断食物，还影响语言功能，会造成牙齿拥挤重叠，不易除去存留在口腔内的食物残渣，常常发生龋齿、牙周病，影响口腔功能。

预防“地包天”得从父母做起，应特别注意婴幼儿的喂养方法。当采用人工哺乳时，要使小儿取半躺半卧位，奶瓶的角度不能过高或过低，不要让小儿吮吸空奶头和手指，对有吮吸手指等不良习惯的小儿，可在他喜欢吮吸部位涂以不损伤软组织的奎宁、黄连等苦性药物，以矫正孩子的吮吸习惯。

06 为什么“地包天”应及时矫治

“地包天”在医学上称为前牙反颌。前牙反颌是较常见的牙颌畸形，正常的咬合关系是上前牙覆盖着下前牙，反颌时下前牙覆盖着上前牙，下颌前伸，颜面中部凹陷，影响前牙的切割功能及面容美观。前牙反颌多由不良的哺乳习惯，或乳尖牙磨耗不足引起。乳尖牙磨耗不足时，可高出牙弓咬合面，在咬合时上下乳尖牙过早接触，下颌为了避免早接触而向前或侧方移动，日久可造成前牙反颌或一侧牙反颌。发现乳前牙反颌时，应及早带孩子到口腔科治疗。有不良习惯，首先应改正不良习惯。因乳尖牙磨耗不足引起的反颌应进行调颌，将乳尖牙磨短，反颌有可能逐渐自行矫正，不能自行矫正者可戴矫正器，2~3 个月即可恢复正常。如乳牙反颌未及时矫治，则恒牙长出后也呈反颌。年龄越小，矫治越快。如到成年以后再想矫治，则须做比较复杂的手术，且效果也不是很理想。

07 哪些错颌可以不治自愈

儿童虽然容易发生错颌，但有些是属于牙颌发育过程中的生理现象，它随着儿童的生长发育，可自行调整而恢复正常，故称为生理性错颌。有些 4~5 岁的孩子，他们的前牙稀稀落落，像梳子似的，看起来很不顺眼。孩子长到 6 岁以后，恒牙逐渐替换乳牙。恒牙冠比乳牙冠大，一颗紧挨一颗，这时牙间隙就自然弥合了。

有的孩子恒牙替换后，刚出的两颗上中切牙往往向两旁歪斜，这是因为两颗上中切牙萌出较早，受到邻近牙胚的推挤，使其牙根向中线靠拢，牙冠则向两侧歪斜，对此不必顾虑，待两侧的牙齿长出后中切牙会自动向中间靠拢，不用多久，就会自然正过来了。

还有的儿童恒前牙出齐后，出现拥挤现象，甚至个别牙轻度错位和扭转，这时也不要急于矫治。因为恒牙刚刚替换乳牙，容纳恒牙的牙床一时未发育好，大个的恒牙必然因牙床空间不足而暂时挤在一起。随着孩子颌骨和牙床的继续发育，加上乳磨牙被替换，牙齿空出一些位置，恒牙就会各就其位。但对于那些生理性错颌畸形较重，不能自然矫正过来的儿童，还是应及时去医院检查治疗。

08 为什么要及时矫正牙颌畸形

普天下的父母都希望孩子有一副整齐如贝的牙齿，可是当孩子发生牙齿错颌的时候，却很少有父母赶紧给他们矫治，因为年轻的父母有个错觉，以为孩子进入青春期后，颌骨会发育扩大，足以使错颌的牙齿恢复正常。其实，孩子从少年进入青年，牙齿错颌的发生率非但不会下降，而且还在逐年上升。据调查，错颌发生率 12 岁为 39%、13 岁为 50%、14 岁为 54%、15~16 岁为 56%、17 岁为 57%。

如果按正畸学家以理想的正常颌标准调查统计的资料来看，牙颌畸形的发病率高达 91.2%。这是一个非常惊人的数字，它说明牙颌畸形在我国相当普遍。可见，指望颌骨发育来缓解错颌的想法是要落空的。实际上正畸治疗不仅仅是为了美观，它与人体的正常发育和健康成长有重要关系。

首先，从口腔局部的情况来看，牙颌畸形可出现牙齿排列不整齐，容易造成塞牙，影响牙齿及牙周组织的健康，慢慢地发生龋齿和牙周病，严重的可以妨碍上下颌骨与面部的发育，如前牙反颌，俗称“地包天”。牙颌畸形如果发生在儿童时期，上颌骨发育受到抑制的情况更为明显，面部的中部塌陷，下颌骨相对朝前突出，称为下颌前突。如果是上颌前突，俗称“包谷嘴”，则使前牙的咀嚼功能受到影响，说话时发音、吐字不清。

牙颌畸形在全身方面的不良影响也是很明显的，例如使上下牙齿咬合不良，咀嚼功能受到影响，引起消化不良而发生胃肠道疾病。当然，牙颌畸形对面部的美观也有影响，特别是对青年患者来说，可增加其精神上的负担。

因此，对于牙颌畸形必须及时矫治，这既是为了健康，也是为了美观，是无可非议的。

09 常见牙颌畸形的矫治方法有哪些

常见牙颌畸形的矫治方法通常有以下 5 类。

（1）预防矫治：采用各种预防措施来防止畸形的发生，如母亲在妊娠期注意营养，注意药物的使用以防胚胎的不良发育；发现龋齿及时治疗；严格破除口腔不良习惯，如咬唇、舔舌、吮指等；密切观察替牙期儿童的换牙情况，对该脱落而没有脱落的滞留乳牙和多生牙要尽早拔除，乳牙一旦缺失，要制作缺隙保持器，防止邻牙倾倒。

（2）阻断矫治：在畸形早期用简单方法阻断畸形严重发展，将牙颌面的发育引导向正常。如早期发现牙列拥挤，可采取顺序拔牙；早期的“地包天”可做斜面导板矫治器，防止颌骨随牙齿向畸形发展。

（3）一般矫治：适用于12~17周岁的青少年。临床上最常用的方法主要有：①活动矫治器，患者可自行摘戴；②固定矫治器，是粘贴固定在牙面上的装置，也是已经使用了几十年的较先进的矫治技术，能有效地控制牙齿移动方向；③功能矫治器，其本身不产生矫治力，作用原理是通过改变口腔颌面部的肌肉功能，促进颅、颌牙的正常生长发育。

（4）外科矫治：采用手术方法矫正严重的骨源性牙颌畸形，可以快速改善面容，是我国近十几年逐步发展起来的一项牙槽外科美容手术，适用于颌骨已停止生长发育的18岁以上成人。

（5）新型技术：随着我国美容牙科的兴起，采用医学和美学相结合的手段矫治牙颌畸形的新技术层出不穷。①一种电子计算机辅助设计的“美学诱导发育”防治牙颌畸形的研究，有望为有遗传倾向的患儿带来福音。②传统的固定矫治器是在牙齿唇面粘贴金属托槽并达数月之久，因此不少人窘迫于金属对美观的影响不得不放弃矫治，针对这种审美心理而改进的两种方法已开始应用于临床：一是改用透明隐形矫治；二是用“看不见”的舌侧矫治技术，即将托槽粘在牙齿舌面，从而扩大了矫治的年龄范围。

10 能否快速矫正牙齿

牙齿排列不齐对面容和身体产生诸多影响，需要进行矫正。常规矫正牙齿有固定矫治法和活动矫治法，一般需要历时两年左右，且每周或每月需复诊一次，费时费力，特别是少年儿童，均需父母陪伴。能否快速矫正牙齿？根据牙齿和牙槽骨的解剖结构，采用外科手术的方法，快速矫正牙齿是可行的。但是手术仅适用于个别前牙的排列不齐，因为这种情况下的上、下颌骨的相对位置比较匹配，手术后需固定牙齿一段时间以利骨质的愈合。如果上、下颌骨不匹配，例如上颌前突或反颌（地包天）等，需进行颌骨手术。

一般牙齿矫正还是以常规矫治法为好，个别特殊情况才可行快速矫正牙齿的手术，具体采用哪种方法，应由医生确定。

11 成人也可矫正牙畸形吗

成人由于种种原因错过了正畸的最佳年龄，现在只要是牙齿健康，没有严重的牙周病的成人都能做正畸。成人正畸也需要尽早做，不要一再错过正畸的年龄。因为随着年龄的增长、牙龈的退缩，牙齿的拥挤、外突会慢慢加重。随着人们爱牙意识的不断提高，成人正畸已渐成风尚。

（1）成人正畸的年龄：牙齿健康、没有严重的牙周病的 40 岁以下成人一般都可以做正畸。正畸前首先要做牙齿的体检，在确认没有其他牙患时才可进行。

（2）成人正畸的时间：成人正畸的时间也取决于其牙齿畸形的程度，一般需要 1.5~2.5 年的时间。成人正畸也需要与医生配合才能保证其正畸后的效果。

（3）成人正畸的费用：成人正畸比儿童费用要高一些，费用是根据其难易程度而定的，成人正畸也可选用隐形矫治，不影响美观。

（4）牙外科正畸方法：采用牙外科正畸方法较简单，显效快，无严重并发症，既能保持健康牙齿的功能，又矫正了牙列畸形，起到美容效果，因此很受患者欢迎。凡因牙位拥挤（包括前牙拥挤前突、前后错位、扭转、近中侧斜）、牙间隙过大、前牙反颌（俗称“地包天”）、开颌（牙齿咬合时上下前牙或部分后牙无法接触，上下唇不易闭合，表现为开唇露齿）等，影响面容及咬合、咀嚼功能，无条件做一般矫正治疗（如肌功能治疗、戴矫治器治疗等），又迫切要求正畸治疗的成人患者，只要牙周组织健康（无牙周病，牙齿不松动），均可采用牙外科正畸术来进行矫治。不过18岁以下的青少年，因牙列及牙床尚未发育成熟定型，应积极采用其他非手术方法加以矫治，矫治无效者，可等18岁以后再考虑采用手术方法正畸。

12 正畸患者拍X线片有什么用

正畸患者在正畸治疗前、中、后应做一般的X线检查，目的是了解牙、颌、关节及生长发育状况，以帮助作出正确的诊断，确定治疗方案。常用的X线检查有牙片、咬合片、颞下颌关节开闭口位片、全口曲面断层片、头影正侧位片。

（1）牙片：可显示多生牙、缺失牙、阻生牙、牙胚存在与否等情况，也可清楚检查牙根有无吸收、弯曲，牙体、牙周膜、牙槽骨的发育状况及有无疾病，但范围比较局限。

（2）咬合片：可以从另一个角度检查阻生牙、多生牙的位置，牙根病变，其检查的范围较广，可以看清楚上腭部正中缝处、腭裂间隙的情况。

（3）颞下颌关节开闭口位片：可清楚检查髁状突及关节情况，在有开闭口运动异常、颞下颌关节弹响等症状时，可判断错颌对颞颌关节的影响。

（4）全口曲面断层片：可全面地观察牙列的状况、牙齿的数目、牙胚发育情况，是了解牙列、牙齿情况的主要手段。

（5）头影正侧位片：头颅定位片是在头位固定的情况下拍摄，用此片可对牙颌、颅面各标志点描绘出一定的线、角，进行测量分析，从而了解牙颌、颅面软硬组织的结构，对错颌进行诊断、追踪观察，作出准确的诊断，确定较好的治疗手段。

13 牙颌畸形矫治好以后，为什么还要戴“矫治器”

牙颌畸形经过矫治后，牙齿整齐了，牙弓、颌弓、面容恢复正常，就不应该再戴矫治器了。比如“地包天”，即前牙反咬合矫治完成后，矫治器就予以撤除。不过，牙颌畸形矫治好了，为什么嘴里还戴着“矫治器”？那不是矫治器，而是保持器。保持器起什么作用呢？

牙颌畸形过程中口腔各部分肌肉、牙周膜纤维等都随着畸形和畸形的异常功能在发生改变，并产生与畸形相适应的肌肉动力平衡与牙周膜纤维张力平衡。医生用各种矫治方法，通过机械性或功能性矫治力量对患者进行了一段时间或一年以上的矫治后，虽然畸形被纠正，牙颌形态恢复正常，但肌肉与牙周膜的改造往往还落后于牙齿咬合与颌骨形态的改造。因此，在牙颌畸形矫治完成后，还必须戴上保持器，以巩固矫治疗效，防止畸形复发，使恢复了的牙颌形态保持一段时间，等待肌肉、牙周膜、牙槽骨在新的形态与位置上逐渐得到改造，产生新的肌肉动力平衡与牙周膜纤维张力平衡。如不戴用保持器，畸形很容易复发。另外，畸形虽然矫治好了，但不良习惯尚未改变，第三恒磨牙未萌出，牙与牙的不良接触还有干扰，也会造成畸形复发。医生考虑到这种情况而让患者戴保持器，并做相应处置，目的是巩固矫治的效果。

保持器有时可以利用原有矫治器加以改造而成，必要时可重新做一个合适的保持器给患者戴上，以巩固矫治效果。戴用时间一般为半年，个别情况需要更长时间，这需要医生根据实际情况来决定。

14 儿童在矫治期间应注意些什么

牙颌畸形经过医生检查后，根据畸形的病因、形成的机制、类型与畸形程度等作出明确诊断，再根据诊断制定矫治计划，选用矫治方法，设计矫治器。

不同的畸形，其矫治时间长短也不相同；同一类型的畸形，在不同年龄与不同健康状况下，矫治时间长短也不相同。一般都经过 3 个月以上或 1~2 年才能矫治好，甚至拖得更长。因此，接受矫治时应有思想准备，家长对儿童应进行教育，要他明白矫治畸形是为了健康，并要求儿童与医生配合。

戴上矫治器后，应按时复诊，一般每隔 1~2 个星期必须到医院复诊。由医生根据当时病情调整矫治器的力量或修改矫治器，使之逐步发挥矫治作用。

儿童生活应有规律，加强营养，保持口腔清洁，每餐饭后漱口，睡觉前与起床后一定要刷牙。如戴的是活动矫治器，刷牙前应先摘下，用凉水冲洗干净；如果戴的是固定矫治器，就要轻慢地刷牙，以免刷坏固定矫治器的附件。如此，不仅有利于口腔卫生，还有助于保持矫治器的清洁。

活动矫治器应按医生规定时间戴用，不能随意取戴，更不应该取下随意玩弄。未至预约复诊时间发现矫治器有损坏或出现症状，应及时到医院复诊，及时治疗，以取得预期效果。

15 什么是舌侧矫治技术

1978 年有研究人员在杂志上发表了第一篇有关舌侧矫治技术的论文，引起了正畸界的广泛关注。经过 40 多年的发展，舌侧矫治技术不断完善，简化了临床操作，缩短了疗程，提高了矫治效果。

阻抗中心（CR）是正畸治疗的生物力学中的一个重要概念。单根牙的 CR 通常位于牙根的中部，相当于牙槽嵴顶到根尖大约 40% 处，上颌磨牙 CR 大概位于根分叉偏舌侧的位置，下颌磨牙位于根分叉中心点。与唇侧矫治不同，舌侧托槽的位置更接近 CR，受到同样的力所产生的生物学效应也不尽相同。矢状方向上，唇侧矫治中同样大小的压低和内收力量，在前牙可能是一个压低的力量，而舌侧托槽则可能产生一个舌倾的力量。在舌侧矫治的整体内收时，更易发生前牙的舌倾，应减小内收力值，增加压低和唇向转矩的力值。垂直方向上，压低前牙时，若前牙倾斜度正常或唇倾，唇侧矫治较舌侧矫治产生更大的唇倾力值；若前牙舌倾，舌侧矫治更容易加重前牙舌倾，在矫治 Angle Ⅱ类深覆颌的患者时，应先唇展前牙再压低。水平方向上，舌侧托槽间距较唇侧小，弓丝的相对刚性增加，矫治扭转牙的难度增加。

实验室操作复杂、价格昂贵、对医生技术要求高、对舌体的刺激以及对发音和口腔卫生的影响，仍在一定程度上妨碍着舌侧矫治技术的进一步推广应用。对医生为什么放弃舌侧矫治技术的问卷调查结果总结如下：托槽脱落率高，再粘结复杂且不准确，完成阶段费时，矫治结果不如唇侧矫治，患者对矫治器较难适应，尤其是双颌同时矫治。此外，舌侧矫治在患者选择上应慎重，拔除 4 个前磨牙、开颌、后牙反颌、高角患者的矫治较困难。

16 什么是陶瓷托槽矫正

陶瓷托槽矫正是利用陶瓷材料制作成牙齿颜色的矫治

器，其与牙齿颜色相似，矫正时只看到一根若隐若现的细丝，该矫治器矫治效能最高，正常人认为其不知不觉中改变了牙齿排列，改变了面部形象，临床上应用最为普遍。隐形陶瓷正畸的疗程比一般正畸疗程缩短近三分之一，复诊时间缩短二分之一，因此特别受到上班一族的欢迎。

由于陶瓷托槽的性能与金属托槽有显著不同，去除金属托槽的技术对于去除陶瓷托槽并不是很有效。与金属托槽相比，陶瓷托槽在去除时更易造成釉质损伤，而单晶氧化铝陶瓷托槽较多晶氧化铝托槽而言会造成更多的釉质丢失，化学粘结较机械粘结也会造成更大的釉质损伤。许多临床研究均报道了机械去托槽过程中的釉质损伤。如果同时存在牙釉质发育不全、釉质裂纹、大面积修复、死髓牙等影响牙体结构的因素，机械去托槽的方法造成釉质损伤的可能性会更高。另外，去托槽的机械力可能会造成患者的不适。 电热法是另一种去托槽技术。其方法为在对托槽施加拉力时，使用可充电的加热枪对托槽进行加热，当足够的热量穿过托槽－粘结剂层，托槽会立即脱落。

17 什么是无托槽隐形矫治器

无托槽隐形矫治器是现代计算机辅助设计、快速成形技术和新材料完美结合的产物。这种矫治器是透明的，没有托槽和钢丝，可自行摘戴。它满足了那些想矫治牙齿又怕影响美观的人们的需求。戴上这种完全透明的矫治器，矫治就可以在别人不知不觉中完成。通过计算机三维图像技术模拟牙齿移动后生产的每一副矫治器，在戴入后，牙齿就会有受力的感觉，并向矫治器设计的位置移动。每2周更换下一副矫治器，牙齿就会从初始的畸形状态逐渐移动至正常排列状态。

临床应用证明，只要适应证选择得当，无托槽隐形矫治器完全可以达到与固定矫治器一样的矫治效果，当然矫治效果还与医生应用无托槽隐形矫治器的经验有关。对于复杂病例，还需要与其他方法联合使用。矫治时间长短取决于患者牙颌畸形的严重程度，一般需要半年到一年时间，有的会长一些。矫治完成后还需要保持一段时间。

六、其他

01 什么是颌面部间隙感染

颌面部内有许多蜂窝状的间隙，其间充满了脂肪和疏松的结缔组织。当细菌侵入时，就会引起颌面部间隙感染，其病变可波及皮肤或黏膜下的疏松组织，严重者炎症可深达肌肉间隙中。引起颌面部间隙感染的细菌主要来源于牙齿的化脓性病变，如化脓性根尖周炎、冠周炎等。此外，颌面部淋巴结炎、扁桃体炎、涎腺的化脓性炎症即腺源性感染，也都是颌面部间隙感染的原因，而由外伤继发颌面部间隙感染在临床上并不多见。

颌面部间隙感染是急性炎症，患此病后，全身症状极为明显，如体温明显升高、怕冷、呼吸和脉搏加快、头痛、食欲不振、大便干燥、尿量减少。病情严重或身体虚弱的还能引起全身新陈代谢紊乱、肾功能障碍等。若是靠近皮肤表层的间隙发生感染，其局部症状明显，表现为皮肤发红、肿胀、张力增大，患处有明显触痛。若是咬肌受到炎症波及，则表现为张口困难；咽喉部受到侵害，出现吞咽疼痛。颌面间隙感染常常伴有相应部位的淋巴结肿大及压痛。本病一般按感染部位分为下述六类。

（1）眶下间隙感染：感染多由上尖牙或前磨牙的根尖周围感染扩散而来，患者眼眶下呈弥漫性肿胀、疼痛，患侧鼻唇沟消失。

（2）咬肌间隙感染：主要由上下磨牙及前磨牙根尖部炎症和下颌第三磨牙的冠周炎引起。患者主要表现为面颊部明显肿胀，常发生张口困难。

（3）嚼肌间隙感染：常由下颌磨牙的感染扩散而引起，是临床上较常见的一种感染。主要表现是以下颌角为中心的咀嚼肌和腮腺部位弥散性肿胀，患者常因咀嚼肌炎症造成张口困难而影响进食。

（4）颌下间隙感染：颌下间隙位于颌下腺所在部位，主要是由下颌磨牙的根尖周感染、冠周炎以及颌下淋巴结炎引起，也是临床上常见的一种感染。其主要症状是下颌角区明显肿胀，皮肤紧张发亮，有明显压痛，上颌骨下缘的轮廓常因肿胀而消失。

（5）翼颌间隙感染：常因下颌磨牙的根尖周感染而引起，其主要症状是张口困难。

（6）咽旁间隙感染：常常由冠周炎引起。拔除阻生牙时，牙根不慎推入该间隙亦能发生感染。患者可有咽喉痛及不敢吞咽食物等表现。

颌面部间隙感染的治疗原则是综合治疗，包括增强机体的抵抗力、选有效抗生素及对局部采取积极治疗措施。另外，及时治疗牙根尖周病变，是预防本病的最好方法。

02 牙齿外伤折断脱落怎么办

切牙处于面部突出部位，最容易被外力打落。许多人切牙被打落以后，认为这种离体牙已毫无用处，任其脱落，只是赶紧跑到医院来处理伤口。其实，被打落的切牙，只要没有粉碎，或牙冠横断而牙根完好，或包绕牙根的牙槽骨虽然骨折但未离体，还是有用的，口腔医师可以把它植入牙槽骨内，固定 3~4 周之后，完全可以长稳。牙齿离体的时间越短，远期效果越好，也就是说，再植牙保留的时间越长。所以，在切牙外伤离体以后，应该带上离体的切牙立刻赶到医院去诊疗。

切牙受到冲击，可能把牙冠打掉一半，或整个牙冠都被打断，这时牙齿对冷、热、酸、甜等刺激敏感，甚至疼痛，给饮食与发音都带来一定的影响。一般人认为，牙冠折断了，既难看又疼，都愿意将残留牙根拔掉，重新装上洁白的假牙。其实断了的牙在多数情况下，可以通过治疗再修复起来。修起来的牙要比拔牙后再镶的假牙牢固得多，也能够恢复外观与功能。牙受外力损伤，如果只限于牙釉质缺损，只要把缺损的边缘磨钝就可以了。牙齿缺损达到牙本质，对外界刺激敏感，可以通过脱敏治疗来解决，也可把锐利的边缘磨钝。如果缺损太多影响外观，就需要进行修复治疗。若牙髓也受到损伤，要先对牙髓进行治疗，然后再做外形修复。只有牙齿折断的部位在牙龈3mm以下，才考虑将残存部分拔掉。

所以，牙齿折断后，不管受伤的程度如何，都应该及时到医院检查，切莫贻误治疗时机。

03 如何处理儿童外伤掉牙

儿童天真活泼，多动爱玩，但缺乏自我保护意识，他们的牙齿常常在体育运动，或互相打闹中不慎碰伤而脱落，特别是其前牙。儿童处于牙颌系统生长发育和乳恒牙交换期，在此时期，维护牙齿的健康，对于儿童颌骨的正常发育、牙弓的正常形态、恒牙的正常萌出和排列，以及咀嚼功能发挥和面部的美观有着十分重要的意义。因而，儿童的牙齿一旦发生意外脱落，就应该立即采取正确的处理措施，争取能够成功再植。正确处置方法如下。

儿童牙齿意外脱落后，应迅速找回脱落的牙齿，立即用清水或淡盐水冲洗掉脏物，并及时到就近医院请牙科医师处理。

如果当时就医条件有限，应将脱落的牙洗干净后，放入淡盐水或生理盐水中，有抗生素药液的适当加入，并置于低温环境下保存，如放入冰箱（温度 3~4℃），再去医院看牙医。

儿童牙齿脱落后，如果表面有附着组织，不要随意用器具将其去除，不要将其在干燥的环境下放置过久或置于有腐蚀性的药液中。如果牙齿脱落累及牙槽或牙龈，也不要随意将其去除，冲净后，一并放入淡盐水中，去医院交给牙医处理。

儿童脱落的牙齿如果有折断，一般为横折，也不要将其随意丢弃，应按上述方法把牙保存好，并立即到医院交给牙医处理。

家人们需要了解这些方法，对儿童意外脱落牙齿做到心中有数，不盲目处理，减轻儿童痛苦，保障其正常发育。另外，平时关心儿童，爱护儿童，减少意外发生，保障其健康成长。

04 什么是牙齿移植术

所谓牙齿移植术，就是把牙冠破坏大而不能补好的牙齿拔掉，或因意外事件牙齿失落，将另外的牙齿植入牙槽窝内。用自己的牙齿移植为自体牙移植术，用别人的牙齿移植称为异体牙移植术。异体牙移植术的效果较自体牙移植术差得多，因为身体对他人的牙齿有排斥现象。

异体牙移植术，牙齿来源于各种非牙病而需要拔掉的牙，例如为了矫正牙齿、镶牙，或因手术而拔掉的牙齿，采用低温保存备用。

自体牙移植术，绝大多数应用于下颌六龄牙（因为患“龋齿”不能再补而被拔掉），再用正在发育中的第三磨牙移植于六龄牙的位置。这种手术适用于14~20岁身体健康的青少年，一般移植牙能保存5~10年，也有达不到此年限的情况。

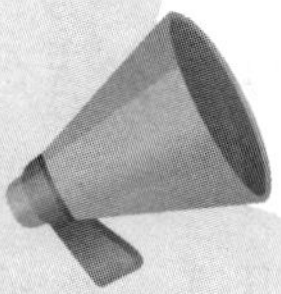

治疗后注意事项

01 洁牙后注意事项

随着生活质量的提高，洁牙这一口腔治疗和保健方式逐渐走进人们的生活中，那么洁牙后应该注意什么问题呢？下面是专业口腔医生的一些提示。

（1）洁牙后一般不影响进食，但由于牙结石包裹在牙齿表面，使牙齿与外界的冷热酸甜隔绝，加上牙齿结构的原因，即牙颈部的牙骨质很薄，牙结石一旦被去除，牙齿对冷热酸甜敏感，尤其牙石越重，牙周炎症越明显，或有牙龈退缩者，其过敏症状越明显。这种过敏性不适是激发性的，持续时间短，刺激去除后疼痛即消失，一般不需采取特殊处理，多在 2 周到 1 个月可以逐渐消失。较严重影响进食者可进行脱敏治疗。

（2）牙龈出血，尤其牙龈红肿较明显的患者，洁牙后一般短时间内出血会停止，如果长时间仍有出血，应立即复诊检查。对于牙龈炎症严重者，可辅以药物治疗。

（3）牙菌斑是不断形成的，1 次洁治不能保证其永不再出现，因此，洁治后的个人维护也很重要。洁牙后应坚持认真刷牙，刷牙虽不能去除牙石但能有效清除牙菌斑。而牙石是牙菌斑钙化后形成的，牙菌斑清除后 5~6 小时又会有新的牙菌斑开始形成，故每日刷牙至少 2 次，随时清除牙菌斑也就控制住了牙石形成的源头。可以同时使用牙线、牙签、牙间隙刷等，以控制菌斑的形成。

（4）根据临床经验总结，医师们多建议健康人群每半年到 1 年做 1 次洁治，因为即使坚持刷牙，大多数人仍会沉积牙结石。牙周疾病患者根据病情 3 个月到半年做 1 次洁治。

02 牙齿美容治疗术后注意事项

变色牙、四环素牙、氟斑牙不仅影响了人们的笑容，严重的会导致心理问题，影响人们的社会交往活动。牙齿美容为追求美的人们带来了福音，从此可以拥有一口洁白漂亮的牙齿，重拾自信，笑对人生。牙齿美容主要包括牙齿漂白、瓷或树脂贴面、烤瓷及全瓷冠等。不同的牙齿美容方法对不同原因引起的牙齿着色的治疗效果不同，不同的牙齿美容方法需要磨切牙体组织的多少也不同。因此，患者必须到正规医院征求医生的意见，结合自身情况选择最适合自己的治疗方法。

（1）牙齿美容治疗后一般不会出现太大的不适，短时期的牙本质敏感是正常的，在此期间应尽量避免过冷或过热的刺激，一般几天即可恢复。但由于个体差异等多种原因，少部分人在术后可能会有较大的不适，如果出现牙齿疼痛及牙龈发炎等不适，应立即到医院复诊处理。

（2）为维持良好的长期治疗效果，术后应采取正确的刷牙方法认真刷牙，并且定期到医院进行洁治，防止牙石色素的再次沉积；调整日常生活习惯，少喝茶或咖啡，或者在喝之后及时漱口，尽量少吸烟。切记漂白治疗并不是一劳永逸的，隔一段时间应补做一次维持疗效。

（3）对于贴面和全瓷冠患者来说，注意不能咬硬物，特别是要纠正不良的用牙习惯，如用牙开瓶盖、咬核桃等，防止贴面脱落和全瓷冠崩瓷。

03 牙体牙髓病治疗后注意事项

牙体牙髓病治疗属于牙体手术，在治疗结束后务必遵守以下注意事项，避免产生不良影响。

（1）如果您的患牙进行了银汞合金充填，术后2小时内请勿进食，24小时内不要用患牙咀嚼食物以避免充填物破裂或脱落。

（2）不宜用修复后的牙齿咀嚼过硬的食物，尤其要注意保护前牙切端的修复体。如您的患牙龋损面积较大或经过根管治疗，为防患牙折裂，请遵医嘱及时行全冠保护。

（3）牙体缺损修复治疗后数日至数周内，患牙有轻微冷热敏感症状多数属于正常反应，一般可自行缓解。但如果出现自发性疼痛或咬合时疼痛，或冷热反应长期无好转，则可能牙髓已有炎症，需要及时复诊，继续治疗。

（4）根管预备或根管充填后一周内可能会出现疼痛反应，多数是正常反应。如果疼痛严重，伴有局部肿胀和全身反应，应及时复诊，酌情进一步治疗。

（5）树脂材料充填后，要少抽烟，少饮浓茶、咖啡等，防止色素沉积。

（6）注意口腔卫生，减少菌斑沉积；勿用硬质牙签，以免损伤修复体和牙龈；选择合适牙刷，采用正确刷牙方法，以减少修复体的磨损。

（7）按医师约定的时间及时复诊，不适随诊。

04 拔牙后注意事项

随着口腔修复学（镶牙）和牙体学（补牙）的发展，很多过去属于拔牙适应证的病牙现在皆可保留，使拔牙术的适应证缩窄。但由于现代正畸治疗（不齐牙的矫正）的广泛开展，接受拔牙的年轻人越来越多，拔牙术仍是口腔应用最广泛的手术。因此，了解拔牙后的注意事项，对大众来说是十分必要的。

拔牙后主要注意以下几个方面。

（1）有出血倾向的患者，拔牙后应在院观察30分钟，不再出血后方可离去。

（2）咬住的棉条在半小时至1小时后轻轻吐出。拔牙当天不能漱口，也不要刷牙，以防血块破裂引起出血。

（3）拔牙后勿用舌舔创口，更不宜反复吸吮，以保护拔牙创口内已凝结的血块，有利于创口的愈合，防止术后出血。

（4）拔牙当天吐出的口水常带有少量的血丝或稍带血色，这是正常现象，无须经常吐口水，更不需要用水漱口。如口水中有较多的血液或血块，不要惊慌，请立即来院检查、止血，可先用清洁棉花或纱布放在伤口处咬住，以免在途中继续出血。

（5）拔牙后 2 小时即可进食，手术当天宜吃温凉、稀软的食物，但应避免用拔牙侧咀嚼。

（6）拔牙后伤口或伤口附近如有明显肿胀及疼痛，请立即来院复诊。

05 正畸治疗相关注意事项

正畸治疗的疗程较长，一般为 1~2 年。首次治疗后要定期复诊，固定矫治器每 3~4 周复诊一次，活动矫治器每 2 周复诊一次。因此，患者要有充分的思想准备，不能急于求成，避免半途而废。

（1）患者戴上矫治器后，要严格按照医生的嘱咐积极配合，才能保证治疗效果。戴上矫治器后，患者会有轻度疼痛、酸胀等不舒服的感觉，对矫治器也不适应，这是正常现象，需要一段时间的适应过程。矫治期间，对进食也会有一定程度的影响。注意不能吃过硬、过黏的食物，前牙也不能直接啃咬硬的食物，以防损坏矫治器。

（2）矫治期间保持良好的口腔卫生非常重要，因为正畸治疗时牙齿和牙周组织的抗病能力有所下降，口腔卫生不良会导致牙齿和牙周比平时更容易患龋齿、牙龈炎等，所以必须坚持早晚和饭后认真刷牙，最好使用专用牙刷。

尤其是固定矫治器，本来就不容易清洁，每次刷牙时一定要干净彻底，不能应付差事、草率了事。活动矫治器每天也要刷洗干净，否则时间一长会有异味。

（3）儿童正处于生长发育期，而矫治器限制了一些食物的摄取，所以，儿童在矫治期间要适当增加营养。

（4）在矫治过程中，父母要特别注意督促小孩遵守医生的嘱咐，如定期到医院检查、更换钢丝、戴橡皮圈等。否则，矫正的过程延长，也不能达到理想的矫正效果。治疗将近结束时，根据患者情况制作保持器，以保持所取得的矫治效果，只要坚持佩戴，一般不会复发。

06 可摘局部义齿相关注意事项

当口腔中有牙齿缺失时，为了恢复功能和美观，防止不良反应的产生，应该立刻进行修复。那么如果进行局部可摘义齿修复，应该注意哪些问题呢？

（1）初戴义齿会有异物感，可见语音不清晰、唾液分泌增加和恶心等现象，应耐心使用，逐渐习惯。

（2）初戴义齿应先练习吃软食，适应后再吃正常的食物。避免吃黏性较大的食物，防止义齿脱落而误入食管或气管。

（3）义齿毕竟不是真牙，因此在使用时应注意避免咀嚼较硬的食物，以防损坏义齿。

（4）义齿应保持清洁，饭后和睡前应摘下洗干净，以免食物残渣沉积。义齿不用时应将其浸泡在冷水中，切忌用沸水烫洗和乙醇等有机溶剂浸泡。

（5）义齿应按一定的方向摘戴，禁止猛力后用力咬戴，以免义齿变形、折裂或损伤基牙和牙龈。

（6）如发现义齿松动，经常脱落，应及时去医院检查处理。

（7）初戴义齿如有疼痛或不适，不要勉强摘戴，也不要自行修理，应及时找医生复诊。

07 全口义齿修复后注意事项

当全口义齿修复后，每一个人可能想的都是能够重新像以前一样吃自己爱吃的东西，恢复健康的“牙齿”。然而全口义齿可以还给您灿烂的微笑，修复后还需要使用者合理地维护，才能正常行使一定的功能。那么全口义齿修复后应该注意什么呢？

（1）初戴全口义齿会有异物感，可能出现恶心、说话吐字不清等症状，需要耐心试用，一段时间后即可消除。若有疼痛，咬舌、唇、颊部等症状，应及时就诊。

（2）戴全口义齿后要有一个学习使用的过程，进食时可先吃软食、小块食物，逐渐过渡到吃普通食物。起初可能出现义齿松动、脱落，使用一段时间后义齿的固位会改善。若仍有脱落现象，应及时复诊。

（3）全口义齿饭后要取下用牙刷清洗，可使用牙膏，但不能用开水或药液浸泡。使用牙刷清洁义齿时要避免用力过大，以免过度磨损义齿。

（4）睡觉时是否戴义齿可根据自己的习惯而定，但口腔黏膜早晚变化较大的患者，夜间可不戴义齿，让黏膜得到充分的休息。义齿可浸泡在清水杯中保存。

做好口腔保健

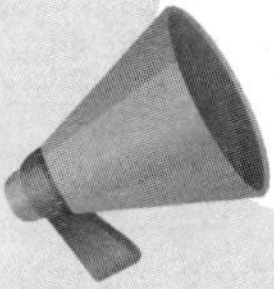

01 早晚刷牙两次

02 选用含氟牙膏

03 保持健康饮食

04 定期口腔检查

05 进行窝沟封闭

……

01 早晚刷牙两次

每天早晚正确刷牙，饭后漱口，彻底清除牙菌斑，是预防龋齿（蛀牙）的有效办法。尤其是晚上，临睡前刷牙更加重要。口腔是消化道的开端，这里的潮湿环境与适宜的温度是一般病菌最易于滋生的场所，加上咀嚼食物时遗留在牙缝里的残渣，给病菌提供了丰富的营养品。早晚刷牙两次是一个十分重要的口腔护理习惯，口腔卫生影响因素具有多样性。

关于刷牙效果的评价研究结果表明，绝大部分人刷牙时菌斑清除率为 50% 左右。在保持正常的工作、饮食和睡眠的情况下，菌斑在刷牙后 4 小时内处于快速再生长或重新形成期；在刷牙后 12 小时到 24 小时，也是菌斑快速再生长或重新形成期；在刷牙 4 小时后，光滑区、龈缘区、邻间隙区和全区的菌斑已重新形成，可以重新刷牙；在刷牙 24 小时后，龈缘区、邻间隙区和全区的菌斑均已重新恢复到刷牙前水平，必须重新刷牙。刷牙后牙面残留菌斑再生长或重新形成是一个受多种因素影响而十分复杂的过程，饮食对光滑区菌斑清除作用十分明显，夜间牙面菌斑再生长或重新形成的速度可能明显高于白天。因此，我们提倡早晚刷牙，特别是要养成睡前刷牙的好习惯，并做到刷牙后当晚不再吃东西。刷牙次数以能彻底控制菌斑为度，应养成每次饭后刷牙的习惯，最少要做到“早晚刷牙，饭后漱口”。晚上睡前一次的刷牙多被一般人群所忽视，其实它特别重要，因为睡眠时咀嚼、语言等活动停止，唾液分泌减少，如睡前不清洁口腔，则大量病菌便可乘机在口腔中安居繁殖起来。所以，人们晨起时会感到口腔里有黏稠感，有的人还会有口臭或发酸。这种情况若长期存在，就可能成为龋齿和其他牙病发生的原因之一，所以应当广为宣传和强调睡前刷牙的重要性。

牙间刷状似小型的洗瓶刷，为单束毛刷，有多种大小、不同的形态和型号供选择，较小型的牙间刷一般会插上手柄，以便于握持使用，主要用于清除难以自洁的牙面和牙间隙中的牙菌斑。例如清除牙邻面菌斑与食物残渣、矫正器、固定修复体、种植牙、牙周夹板、缺隙保持器以及其他常规牙刷难以达到的部位，如前磨牙邻面凹陷处，不论牙线或牙刷都无法清洁，可选用形态适当的牙间刷，来回摩擦，以清除根分叉、牙颌凹面、最后磨牙远中面等部位的牙菌斑。当牙齿排列不整齐、口腔内有复杂的修复体，或牙龈萎缩、根分叉暴露时，可用特制的牙间刷清除邻间污垢，其效果显然优于牙签或牙线，如果能使牙刷压向邻间隙牙体表面，则可取得最佳的洁牙效果。只需使用比需要清洁的牙缝隙略宽的牙刷，便可达到此需求，而且无须特别的技巧。

02 选用含氟牙膏

氟作为一种坚固骨骼和牙齿的物质，氟化物防龋的应用，不仅要提高效力，而且要简化其使用方法，才能便于推广。在现有的口腔公共卫生措施中，使用氟化物预防龋齿被公认为是最有效的措施。牙膏是人们必需的口腔卫生用品，将适量氟化物加入牙膏内，通过刷牙动作使氟化物广泛接触各个牙齿的表面，是最容易推广的预防龋齿有效方法。世界卫生组织一直推荐使用含氟牙膏来预防龋齿。

含氟牙膏对龋齿的预防作用在许多年前就已经通过研究得到了证实，使用含氟牙膏可以坚固牙齿和增加牙齿的硬度。1960 年，美国首先在牙膏中加入氟化物来作为防龋牙膏，我国在 70 年代后期也开始有了加氟牙膏投入市场。多年实践证明，含氟牙膏中的含氟化合物和牙齿接触后，会使牙齿组织中容易被酸溶解的羟磷灰石变成不容易被酸溶解的氟磷灰石，从而提高了牙齿的抗腐蚀能力。同时，氟化物还有抑制细菌繁殖、生长的作用，从而减少龋齿的发生。

含氟牙膏自 60 年代起至今已逐渐普遍推广使用，主要用于防龋。世界卫生组织 1989 年指出：“在没有加氟水源的国家中，龋病能趋下降，是因为过去十年迅速增加了加氟牙膏的供应。”氟化物的防龋功效主要来源于其对牙齿硬组织的脱矿及再矿化影响。临床研究结果显示，含有 1100~1500 ppm 氟化物的牙膏能够有效地预防龋齿。因此，使用含氟牙膏是目前最简便有效的预防龋齿的方法。

市场上一些防龋系列牙膏会采用单氟磷酸钠复配木糖醇进行抗龋。单氟磷酸钠是一种共价型的氟化物，在口腔内会被酸或唾液酶分解，释放出氟离子，与牙釉质表面的晶体发生置换反应，生成氟磷灰石。这种晶体对酸有较强的抵抗力，从而增强牙齿对各种酸性产物的抵抗力。联合使用单氟磷酸钠和木糖醇比单独使用氟化物的抑龋作用更好，木糖醇与氟化物联合使用时可以抑制脱矿，促进再矿化。

多年来，世界范围内的口腔护理实践已经证实了日常使用含氟牙膏能够安全有效地帮助人们预防龋病的发生。不仅如此，含氟牙膏的安全性更是得到了全球法规机构的证实。从人体安全的角度来看，由于使用剂量及暴露时间合理，使用含氟牙膏不会造成人体的中毒事件。即使是那些身处高氟环境或受到地方性氟中毒影响的人群，他们每天从牙膏中可能摄入的氟仅占其日常总氟摄入量的2%~3%，这一摄入量并不会对人体健康产生不良影响。

03 保持健康饮食

选择健康食品，少吃零食和糖。这是因为糖和牙齿上的细菌作用产生酸，酸会深入牙齿内部形成龋齿。儿童应该多吃蔬菜、水果、谷物、牛奶和富含蛋白质的食物（如肉类、鱼、鸡蛋等），并且要喝大量的水。两餐之间可选择对牙齿有益的健康食物，例如营养丰富的松脆食品，新鲜蔬菜、水果和低脂肪的奶制品等。软而黏的甜食，如奶糖、巧克力、蛋糕等，这些食物容易黏在牙齿表面和牙缝里。口腔里有一种细菌——变形链球菌，会将这些甜食发酵产生酸，形成菌斑附着在牙齿上，破坏牙齿。因此，甜食要少吃，吃完后要注意刷牙或漱口，有的儿童特别爱吃甜食，甚至嘴里含着糖入睡，这对牙齿健康危害很大。要注意不要养成孩子挑食、偏食的习惯。偏食、吃甜食过多时，儿童就不爱吃饭，营养单调而不充分。

牙齿在生长发育中或萌出后的代谢过程中都需要无机盐、蛋白质和维生素。女性在怀孕期间要多食富含维生素和钙质的食物，如油菜、萝卜、番茄、芹菜、豆角、菠萝、梨、苹果，以及豆类、蛋类、牛奶和肉类。用母乳哺乳婴儿比喂牛奶好，因母乳中含有矿物质和维生素，都很符合婴儿的需要。婴儿满月后，可将鱼肝油与钙粉和在牛奶里喂食，4~5 个月时可加入蛋黄、菜泥。1 岁半后，幼儿饮食趋于普通，要让孩子摄入各种副食，吃少量的粗粮。因为精制的白米、细面中维生素和钙、磷的含量都减少了许多。

我国人口众多，有饮茶传统，以茶水防龋更有推广的积极意义和方便条件。据国内研究证明，茶叶能防龋主要是因为其含有氟和儿茶酚等物质。氟离子可将牙釉质中的羟基磷灰石变为氟磷灰石，改善了牙釉质的结构，增强其抗酸的作用；儿茶酚等物质可抑制口腔内变形链球菌（致龋菌）的增殖。研究人员在安徽省霍山茶厂，对 7~50 岁有饮茶习惯的职工、家属进行调查，发现患龋率很低，只有 21.1%。也有研究人员发现，8~9 岁儿童每晨用茶水漱口 1 次，2 个学期后，龋齿减少 70%。由此可见，如果我们每人都能坚持做到天天适量饮茶、用茶水漱口，再用茶水刷牙这 3 件事，对于保护牙齿、预防龋病，一定会有较好的效果。

04 定期口腔检查

口腔常见病，如龋病、牙周疾病等多属于慢性病，早期症状不明显，大多数人早期往往没有任何自觉症状，容易被人们忽视。早期口腔疾病治疗简易、效果好，因此，通过定期检查就可以早发现、早诊断、早处理。例如龋病在波及牙本质深层之前，没有任何不适症状，患者也不易发现这样的小龋洞，只有定期检查，医生才能够发现浅龋和中龋，及时进行备洞充填，一次就可以完成治疗。如果等到患者有了疼痛的症状才来就诊，常常是龋洞已经波及牙髓，除了给患者的生活和工作带来不便，治疗花费的时间、费用以及就诊次数都增加了许多，而且如果龋齿破坏严重，有大面积的根尖病变，就得拔除患牙造成牙齿缺失。因此，要定期进行口腔保健检查，以便及时发现和治疗牙齿疾病，阻断病情进展，这对保证口腔的健康有十分重要的意义。

定期检查可以在医生的帮助下了解自己的口腔健康程

度，进行保健咨询，获得更多的口腔保健知识，学会正确而有效的自我口腔保健方法。有很多全身性疾病的早期在口腔有表现，如铅中毒在牙龈的唇颊舌侧的边缘上，有宽1mm左右的灰蓝色线条；麻疹的早期在口腔黏膜上出现科勃立克氏点等。医生常常可通过口腔健康检查，而发现全身性疾病。

一般儿童和老年人可每隔半年检查1次；如病牙多，龋齿倾向明显，或病变进展较快，则间隔时间应缩短，可3~4个月检查1次；一般人最好每隔1年进行1次口腔保健检查。一旦发现问题，及时进行处理，有些牙齿经过治疗后，还应根据医生的要求，按时预约诊治。

05 进行窝沟封闭

全国口腔健康调查结果表明，在我国儿童与青少年中，窝沟龋占牙列龋齿的80%~90%，如果能有效地预防和控制窝沟龋的发生，就能大大减少儿童与青少年牙齿的龋坏，这样既保持了儿童牙齿健康，节省了家长因治疗所花费的资金和时间，对国家和医院来讲又减少了有限的口腔医疗资源消耗（牙科人力资源、牙科材料等）。因此，重视预防窝沟龋是十分必要的，是利国利民的有效口腔预防措施。

窝沟封闭又称窝沟裂隙封闭，是指不去除咬合面牙体组织，在其上涂布一层黏性树脂，保护牙釉质不受细菌及代谢产物侵蚀，达到防止龋病发展之效的一种有效防龋方法。窝沟封闭使用的高分子材料，称为窝沟封闭剂，又叫防龋涂料。窝沟封闭主要应用于乳磨牙、恒磨牙及恒前磨牙。封闭的最佳时机是牙冠完全萌出，且龋齿尚未发生的时候，一般乳磨牙在 3~5 岁，第一恒磨牙在 6~8 岁，第二恒磨牙在 11~13 岁时。

06 提倡牙周洁治

牙周疾病是多因素疾病，其病因传统分为局部因素和全身因素。局部因素中牙菌斑细菌及其产物是牙周病最主要的病因，是引发牙周病不可少的始动因子，主要是口腔卫生不良、微生物的作用、牙结石刺激，特别是齿龈下牙石对牙周的危害性最大。全国口腔健康调查结果显示，12 岁学生牙石检出率为 59.0%，中老年人牙石检出率在 90% 左右，说明各年龄组口腔卫生状况普遍较差，提示提倡牙周洁治仍是预防和治疗牙周疾病的必需方法。

牙石是沉积在牙面上的矿化的菌斑，根据其沉积部位和性质分为龈上牙石和龈下牙石两种。龈上牙石位于龈缘以上的牙面上，肉眼可直接看到，在牙颈部沉积较多，特别是在大涎腺导管开口相对处，如上颌磨牙的颊侧和下颌前牙的舌侧沉积更多。龈下牙石位于龈缘以下、龈袋或牙周袋内的根面上，肉眼不能直视，必须用探针探查，方能知其沉积部位和沉积量。牙石对牙周组织的危害，主要是它构成了菌斑附着和细菌滋生的良好环境。牙石本身妨碍了口腔卫生的维护，从而更加速了菌斑的形成，对牙龈组织形成刺激。

洁牙术是由医生用超声波洁治器去除牙齿表面的牙石和菌斑，是预防和治疗牙周疾病的必需方法，超声波洁牙术是一种方便、简单、省力、无损伤的技术。目前常用的超声波洁治法是安全有效的洁牙方法。洁牙术做完后会令牙齿变白，但只能维持半年左右。医生提倡开展定期牙周洁治，正常情况下应该每半年洗一次牙，以预防牙周疾病的发生。